L'AUTOMEDICAZIONE OSTEOPATICA

A proposito del libro

Lo scopo del trattamento osteopatico è di attivare i meccanismi di autocorrezione (spesso disturbati) e attraverso di essi di introdurre una guarigione del tutto naturale. L'osteopata raggiunge questo scopo grazie alla sua conoscenza dell'anatomia e della fisiologia umana e in virtù del suo tatto. Le tecniche dell'osteopatia si adattano anche in maniera eccellente all'auto-manipolazione. Per questo si applica la propria percezione del corpo.

In questo libro Thomas Seebeck trasmette i principi della cura osteopatica e soprattutto quella che definisce "osteopatia casalinga": esercizi per frequenti e fastidiosi problemi (ad esempio alla testa, alla schiena o slogature) vengono mostrati in maniera dettagliata e secondo la prassi.

A proposito dell'autore

Thomas Seebeck, nato nel 1971, è fisioterapista dal 1995. Dal 2002 esercita privatamente a Dinklage (Bassa Sassonia) dove ha la residenza.

Nel 2006 ha ottenuto il Diploma per Terapia di Medicina Osteopatica dell'Associazione Tedesca per Medicina Osteopatica (DGOM e.V.), all'interno della quale è impiegato in qualità di docente dal 2008. E' il presidente del gruppo di studio per la terapia osteopatica (DAGOT e.V.) e membro accademico della DGOM e.V.

Nel suo tempo libero si occupa, tra le altre cose, di musica, medicina cinese classica e QiGong. Ama inoltre il windsurf. Assieme al fratello Andreas conduce corsi comportamentali.

Thomas Seebeck

L'AUTOMEDICAZIONE OSTEOPATICA

Alla ricerca della salute

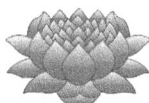

LOTUS PRESS

Indicazione importante: metodi e proposte descritti in questo libro rappresentano il pensiero e l'esperienza dell'autore. Sono stati eseguiti ed esaminati con coscienza e con la massima cura e non offrono una sostituzione a consigli medici competenti. Ogni lettore è responsabile per il proprio comportamento. Né l'autore né la casa editrice si assumono la responsabilità per eventuali danni o svantaggi risultanti dai consigli pratici presenti nel libro.

Colofone
Thomas Seebeck
L'automedicazione osteopatica
Alla ricerca della salute

Copyright di Lotus-Press, 2015
A cura di: Andreas Seebeck
Traduzione: Marco Brogiato

www.lotus-press.com

ISBN 978-3-945430-32-3

Ai miei pazienti,
che mi hanno insegnato,
a "scavare più a fondo".

Indice

*La ricerca della salute
dovrebbe essere l'obiettivo dell'osteopata.
Tutti sono in grado di trovare la malattia.*

A.T. Still

Prefazione

"La natura è una scuola per le domande e le risposte. Sembra essere l'unica scuola nella quale l'uomo può davvero imparare qualcosa."

A. T. Still

Qual è il segreto dell'azione terapeutica dell'osteopatia?

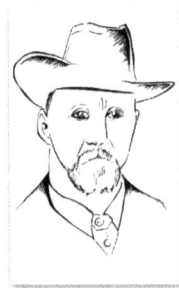

Andrew Taylor Still

Quando Andrew Taylor Still (1828-1917), perse nel febbraio del 1867 due dei suoi quattro bambini a causa di una epidemia di meningite e uno a causa di un'infiammazione ai polmoni, la sua fiducia nella scuola medica dell'epoca venne meno.

Iniziò a studiare in maniera intensiva ciò che chiamava "Il Libro della

Natura". Si chiese perché sua figlia Marusha fosse sopravvissuta alla malattia e che cosa l'avesse resa immune. Si imbatté nei principi conosciuti anche dalla medicina cinese classica. In quanto inventore tecnico dotato (possedeva molti brevetti per diversi macchinari e attrezzi) esaminò il corpo umano come se fosse una macchina costruita perfettamente, una tutt'uno di corpo, spirito e anima ("uomo trino"). Attinse fin da subito al suo sapere non solo per i propri pazienti, ma anche per se stesso.

Questo libro vi offre le migliori possibilità di auto-manipolazione seguendo i principi dell'osteopatia.

Thomas Seebeck, Luglio 2014

Introduzione

Sedetevi in posizione eretta e rilassata su una sedia o su uno sgabello. Prendetevi un attimo di tempo e sentite l'aria passare attraverso le narici.

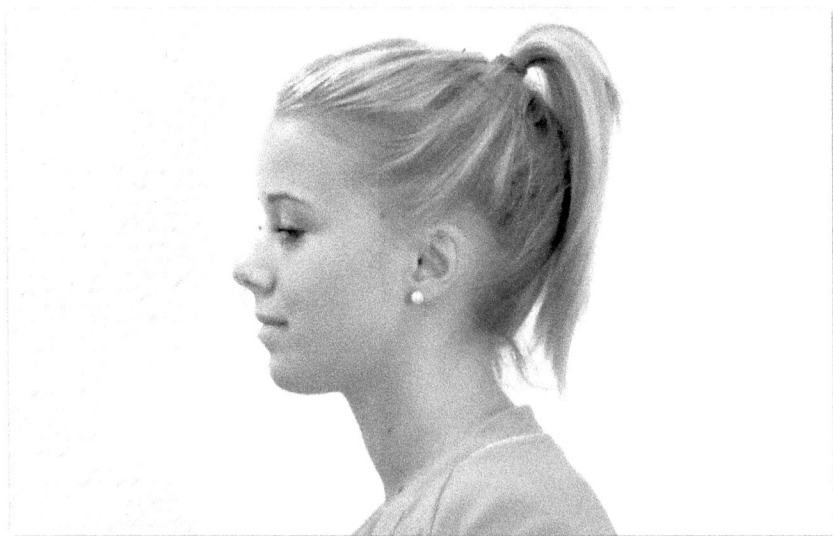

Le tre componenti dell'auto-manipolazione osteopatica: respiro, movimento e attenzione.

Cercate di percepire con esattezza e domandatevi: passa più aria attraverso la narice destra o sinistra, oppure non c'è alcuna differenza? Potete sentire come l'aria espirata sia più calda di quella inspirata?

Adesso spostate la vostra attenzione sul tronco e sulla spina dorsale. Potete percepire come attraverso la respirazione vi sia un piccolo movimento collegato tra il tronco e la spina dorsale? Durante l'inspirazione la spina dorsale si allunga un po', mentre durante l'espirazione si restringe leggermente. Se potete percepirlo siete pronti per l'auto-manipolazione, poiché non avete bisogno d'altro che la percezione della respirazione e del movimento.

La vostra prima auto-manipolazione osteopatica

Nell'introduzione vi ho invitato a notare che attraverso l'inspirazione c'è una leggera distensione e attraverso l'espirazione si manifesta una leggera contrazione della colonna vertebrale. I due fenomeni sono collegati fra loro. Provate ora a capire quale movimento è più gradevole per voi. Se non riuscite a sentirlo esattamente con piccoli movimenti, provate ad amplificare la manovra. Cercate però di tenere presente che siete alla ricerca del maggior riposo e che se vi muovete eccessivamente nella direzione gradita, andrete nuovamente incontro ad una tensione.

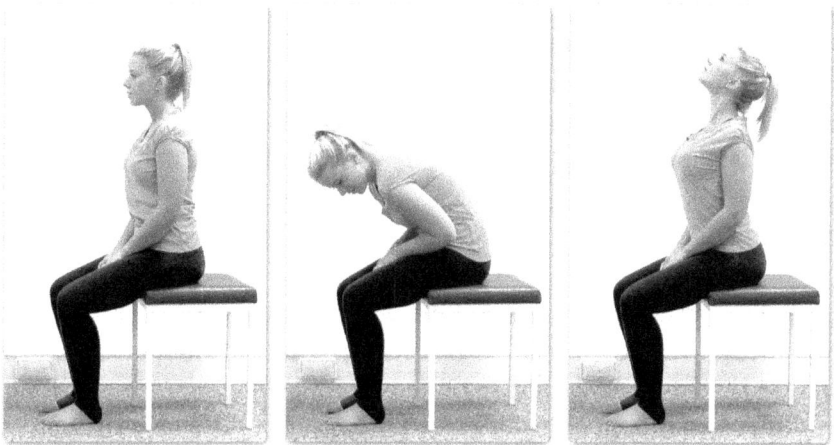

Testare nel "Piano del sì" le posizioni neutrale, flessione e distensione.

Test

Piegatevi solo fino a quando la sensazione si dimostra gradevole. Prestate attenzione anche alla sensazione che percepite durante il movimento di ritorno nella posizione neutrale. Se risulta essere scomoda significa che vi siete mossi troppo!

Nello stendervi arriverete in modo più rapido e naturale al limite di movimento (barriera), tuttavia la posizione più comoda potrebbe non essere questa se vi muoverete prudentemente e con cautela.

Se avete scoperto quale delle due direzioni è per voi la più piacevole, cercate di collegare questo movimento con la respirazione. Per fare ciò esistono due possibilità.

Se il vostro movimento più piacevole è la distensione, allora inspirate mentre vi state muovendo verso la posizione gradita ed espirate quando tornate di nuovo nella posizione neutrale. Successivamente affrontate la fase respiratoria inversa: espirate quando vi distendete ed inspirate mentre tornate nella posizione neutrale. Quale combinazione vi sembra la migliore? Se non notate alcuna differenza, scegliete gli esercizi semplicemente basandovi sulle vostre sensazioni.

Se il vostro movimento più piacevole è la flessione, allora inspirate mentre vi state piegando ed espirate quando ritornate in posizione. Successivamente fate il contrario: espirate durante il movimento di flessione ed inspirate mentre tornate nella posizione neutrale. Qual è la combinazione migliore?

Esercizio

Ripetete la vostra "combinazione del benessere" di respirazione e movimento per alcuni respiri. E' utile fare una piccola pausa alla fine di ogni inspirazione ed espirazione e quindi trattenere respirazione e movimento contemporaneamente. La durata delle pause dipende da ciò che percepite voi in quanto piacevole. Nel tempo avrete modo di sentire sempre meglio l'impulso a respirare di più.

Terminate l'esercizio dopo due minuti. Fate una breve pausa, durante la quale potete provare a muovere o a scrollare brevemente le spalle.

Retest

Rivedete per il momento le direzioni del movimento sulle quali vi siete esercitati. In questo momento la respirazione non conta più. Perlomeno questo movimento non dovrebbe più essere sgradevole. Successivamente provate nell'altra direzione. Riuscite a sentire un cambiamento? Normalmente dovreste accorgervi che questo tipo di movimento è migliorato rispetto al test iniziale. Se è così, congratulazioni! Avete portato a buon fine la vostra prima sessione di auto-manipolazione osteopatica.

Qualora non dovesse essere percepibile alcun miglioramento, o se non avete notato fin da subito una differenza nel movimento, avrete quasi sicuramente bisogno di un altro tipo di esercizio. Il principio dell'esercizio rimane comunque sempre uguale.

Quando notate una differenza il concetto fondamentale è sempre quello di esercitarsi con la migliore delle possibilità. All'inizio può sembrare forse inusuale, ma una volta capito e messo in atto con successo tale meccanismo, sarà davvero tutto più semplice. Prima o poi troverete un esercizio che farà sparire improvvisamente i vostri malanni. Da qui in poi questi esercizi saranno irrinunciabili, anche perché si avrà la sensazione di essere improvvisamente i responsabili diretti della propria salute e di poter agire subito se si avverte un fastidio da qualche parte.

Ai fini di un successo concreto è molto importante esercitarsi con attenzione, dedicando quindi cuore e mente all'allenamento!

I tre piani del movimento

I test del movimento vanno eseguiti sempre basandosi sui tre piani di cui è composto il nostro corpo. Il "Piano del sì" (piano sagittale) descrive i movimenti di flessione e allungamento come ad esempio l'annuire. Il "Piano del no" (piano orizzontale) descrive movimenti rotatori orizzontali come lo scuotere la testa. Il "Piano del forse"(piano frontale) descrive movimenti laterali come ad esempio inclinare la testa a sinistra e a destra.

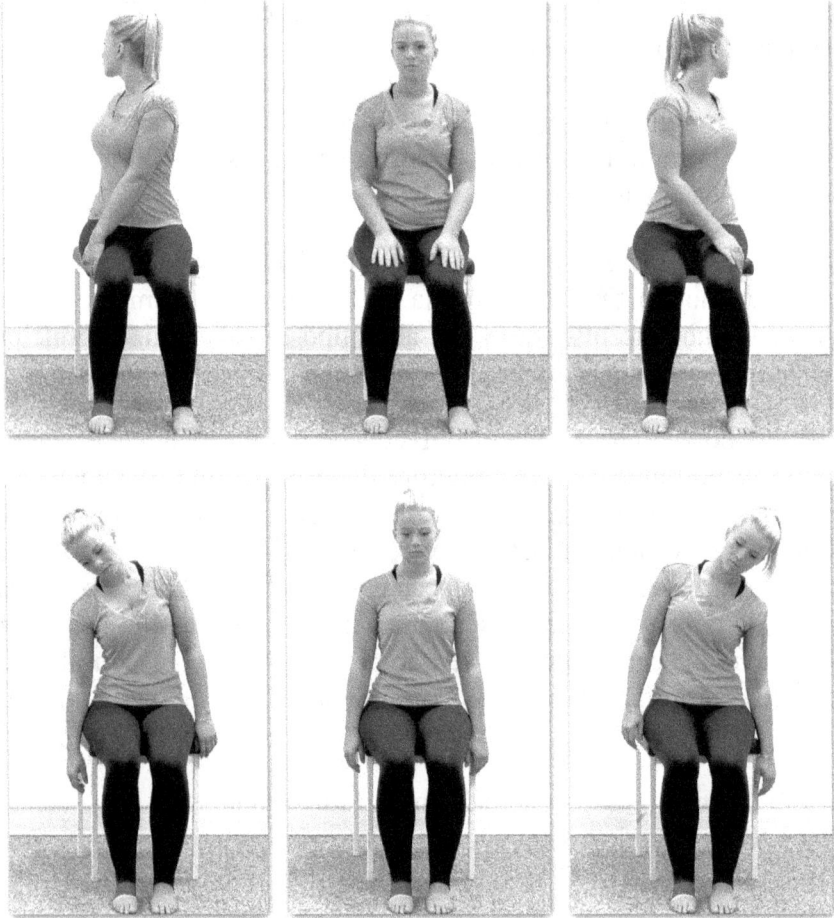

Il "Piano del no" e il "Piano del forse".

La visione generale del decorso degli esercizi

Test

Testare i movimenti: qual è la direzione più gradevole?
Testare la respirazione: come si adatta meglio la respirazione in relazione alla direzione del movimento.

1. È meglio se vi muovete durante l'inspirazione e tornate al centro durante l'espirazione, <u>oppure</u>
2. Se vi muovete durante l'espirazione e ritornate durante l'inspirazione?

Esercizio

Ripetete la "combinazione del benessere" composta da respirazione e movimento per alcuni respiri o minuti. Alla fine di ogni inspirazione ed espirazione trattenete respirazione e movimento.

Retest

Ripetete il test del movimento in un primo momento dal lato migliore e poi dal lato peggiore. Percezione di cambiamenti rispetto al test iniziale.

Parte I: Principi osteopatici

A differenza di quanto si possa credere

All'età di 17 anni mi allenavo due volte alla settimana nell'arte marziale del "Tae-Kwon-Do". L'allenamento era molto duro e mi spingeva costantemente ai limiti della mia resistenza fisica. Non conoscevo ancora i dolori muscolari, tranne che in un'occasione: una volta, a causa di altri impegni dovetti lasciare anticipatamente l'allenamento e il giorno successivo mi ritrovai con forti dolori muscolari al polpaccio! La parte di allenamento che avevo perso consisteva in una breve meditazione in posizione accovacciata. In questa posizione gran parte della muscolatura del polpaccio si avvicina e si rilassa.

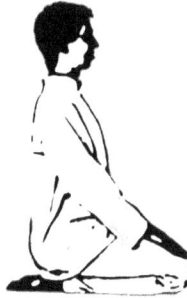

Sedersi sui talloni

Che fosse questa la mia prima auto-manipolazione osteopatica secondo il principio della "tecnica indiretta" non mi era chiaro all'epoca. Non l'ho però mai dimenticato.

Regole mnemoniche dell'osteopatia

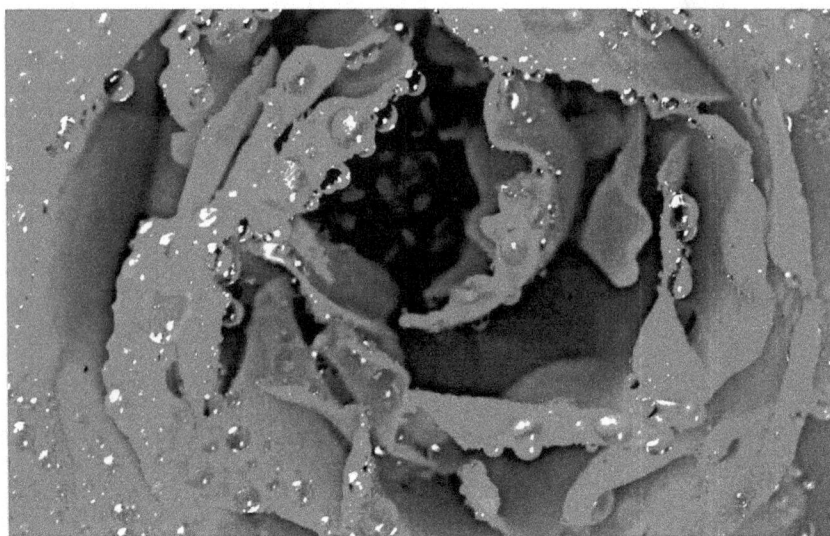

Un sistema immunitario e di guarigione funzionante può risolvere quasi ogni problema di salute. L'osteopatia si occupa proprio di questo, di riattivare cioè le forze di guarigione e, attraverso di esse, raggiungere una convalescenza del tutto naturale.

Tecnica diretta e indiretta

In osteopatia si lavora fondamentalmente in due direzioni opposte: quando si opera per rimuovere un ostacolo barriera parliamo di "tecnica diretta" (direttamente verso l'ostacolo). Immaginatevi di dover portare tutto il giorno un vassoio pieno di piatti e bicchieri pesanti. Se non siete abituati a questo carico, alla sera non sarete in grado di stendere correttamente il vostro braccio e avrete la sensazione che l'articolazione del gomito si sia spostata. Qualora provaste a muovere comunque il braccio, lavorereste verso l'ostacolo, quindi con la tecnica diretta. Muovendo invece il braccio lontano da questo ostacolo, quindi piegandolo, affinché si possa rilassare, adotterete la tecnica indiretta. Gli esercizi di stiramento dello Yoga corrispondono, da un punto di vista osteopatico, alla tecnica diretta, sebbene lo Yoga sia molto di più di un programma di esercizi di stiramento. Come in tutti i tipi di meditazione da movimento (Qigong, Taijiquan, ecc.) un ruolo fondamentale lo ha, sia nello Yoga che nella osteopatia, la conduzione interna del movimento.

La tecnica indiretta può essere utilizzata in osteopatia, soprattutto con la presenza di forti dolori e grandi problemi, poiché questa posizione/direzione decongestionante migliora il mantenimento del tessuto colpito. Immaginatevi il tubo di una canna con la quale volete annaffiare un'aiuola che si piega tanto da impedire il flusso regolare dell'acqua. Assumere la posizione della massima rilassatezza corrisponde al rettificare la curvatura della canna, affinché lo scambio di sostanze possa avvenire nuovamente senza ostacoli. Per quanto riguarda l'auto-manipolazione questo movimento si rivela essere, nella maggior parte dei casi, il migliore, ovvero la "direzione del benessere". Per scoprire qual è, bisogna naturalmente testare entrambe le direzioni.

21

Regole mnemoniche dell'Osteopatia

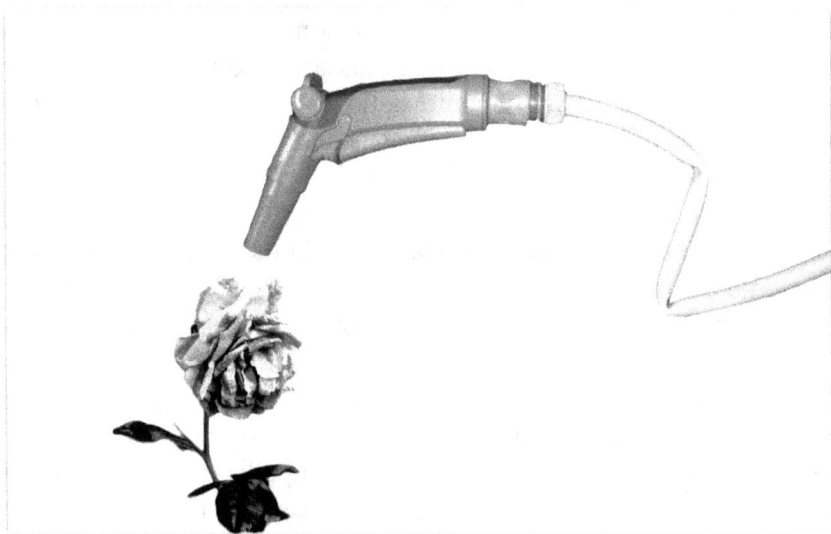

Disturbi al sistema immunitario hanno origine in un problema del mantenimento o dell'eliminazione della cellula, del muscolo, dell'osso o di ogni altra struttura.

Tecnica diretta e indiretta in Natura

"Credo che il motivo di mancanza di malattie negli animali e uccelli di ogni tipo sia dovuta alla severa osservanza delle leggi alle quali la natura li assoggetta. Quando sono stanchi, riposano, quando hanno fame, mangiano, vivono nell'ubbidiente soddisfazione di ogni loro bisogno. Crediamo che anche l'uomo non faccia eccezione. Secondo noi, l'inosservanza di questa grande realtà è all'origine delle malattie umane. In questo senso non dimostra più ragionevolezza di un'oca."

A. T. Still

In natura possiamo trovare anche molti esempi di "tecnica indiretta": un cane terrà sempre in una posizione di rilassatezza la sua zampa ferita e si rannicchierà in un angolo silenzioso per trovare guarigione ("tecnica indiretta"). Di tanto in tanto tenterà nuovamente di correre in maniera normale ("tecnica diretta"). Se gli sarà possibile adotterà nuovamente la sua andatura normale. La natura ha trasmesso anche a noi uomini questo tipo di comportamento: ad esempio, quando abbiamo dolori di stomaco, ci pieghiamo in avanti per rilassare al meglio il tessuto muscolare dello stomaco.

In presenza di dolori cronici o non troppo forti tendiamo a reprimere molto spesso questo naturale comportamento e addirittura di inasprire l'irrigidimento, a volte addirittura con violenza (secondo il motto: "In qualche modo deve pur andar via!"). Successivamente ci meravigliamo di come i dolori siano peggiorati. Io personalmente metto a paragone questo atteggiamento con quello di una chiave che si incastra nella serratura di una porta. Se si tenta di infilarla con violenza, la chiave resterà ancor più bloccata di prima. Se invece la si spinge dolcemente all'interno della serratura ("tecnica indiretta"), saremo in grado di aprirla facilmente.

Regole mnemoniche dell'Osteopatia

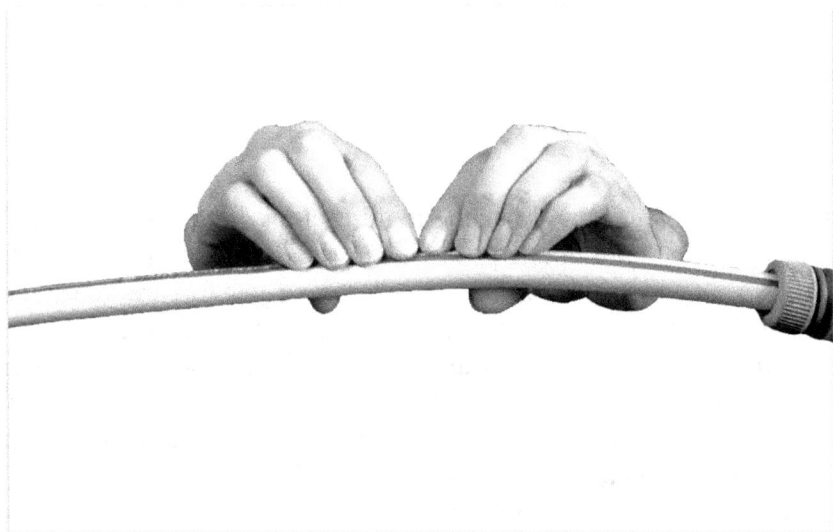

*Questi problemi di mantenimento e di eliminazione vengo-
no avvertiti e risolti dall'osteopata grazie alla sua profon-
da conoscenza della fisiologia e dell'anatomia umana e
grazie al suo tatto. Nella auto-manipolazione è assoluta-
mente sufficiente la propria percezione del corpo.*

Osteopatia: assistere la Natura nella sua virtù terapeutica

Il Dott. Still poneva sempre l'accento sul fatto che dovesse essere compito del medico osteopata adoperarsi per trovare la cura e non la malattia. Tutti sono in grado di riconoscere la malattia! Questo è un principio basilare nell'osteopatia. Si tenta sempre di tenere d'occhio la "forza curante della natura". Anziché combattere la malattia (come linea di principio), si tenta di far sì che il corpo raggiunga uno stato in cui possa trovare nuovamente guarigione. Provate a far diventare questa idea una parte integrante del vostro pensiero quotidiano. Se vi sentite malati, porterete in voi il seme del sentirvi di nuovo bene. Questo seme può crescere velocemente si vi concentrate sul benessere e non sul dover combattere la malattia.

"Activating Forces"

L'aggiunta consapevole della respirazione è da un punto di vista osteopatico una cosiddetta "Activating Force", una forza attivante. Le forze attivanti rendono l'esercizio più efficace, molto più efficace. Altre forze attivanti sono:

- Emozioni: potete cambiare, durante un esercizio, il vostro stato emozionale. Che ne dite, ad esempio, di chiudere gli occhi e immaginarvi di essere su una calda spiaggia del sud con la prospettiva di sei settimane di vacanza?

- Oscillazioni: le oscillazioni sono conosciute già da millenni in tutte le tradizioni QiGong. L'oscillazione viene inserita di preferenza nelle pause respiratorie. Se avete notato che la flessione della testa è più gradevole quando la distendete nel "Piano del sì", scuotete la vostra testa leggermente e senza sforzare nella posizione di mantenimento.

- Stacking (accatastare): si susseguono tutti e 3 i piani di movimento, in base a come li sentite più gradevoli. Verrete per così dire accatastati. Potete, ad esempio, provare se la vostra testa si lascia ruotare più agevolmente a sinistra o a destra ("Piano del no"). Poi, nella posizione del benessere, aggiungete un piccolo movimento nel "Piano del sì" e infine ancora un piccolo movimento nel "Piano del forse". I movimenti si faranno sempre più leggeri da un piano all'altro, poiché il margine d'azione si restringerà sempre di più.

- La propria forza muscolare: in alcuni esercizi si lavora con la propria forza muscolare (ad esempio nell'esercizio della zona del bacino: articolazione dell'anca/pube/adduttori).

Provate ad aggiungere ai vostri esercizi altre forze attivanti se non siete soddisfatti dei vostri risultati!

Due tecniche speciali

Non ogni tecnica si adatta a qualsiasi tipo di problema, ma le seguenti due hanno un raggio d'azione pressoché universale. Se l'esecuzione vi sembra troppo complicata, potete anche saltare questo capitolo.

Strain-Counterstrain (SCS) / Trazione e contro-trazione

La tecnica Strain-Counterstrain venne sviluppata dal medico ed osteopata americano Dott. Jones negli anni '60 per la terapia anti-dolore. Il suo principio fondante è di "avvolgere" il corpo, e più precisamente le articolazioni, attorno ad un punto doloroso, come ad esempio il piegarsi su se stessi a causa dei dolori allo stomaco. Per poter meglio essere utilizzata questa tecnica di automanipolazione subì leggere modifiche.

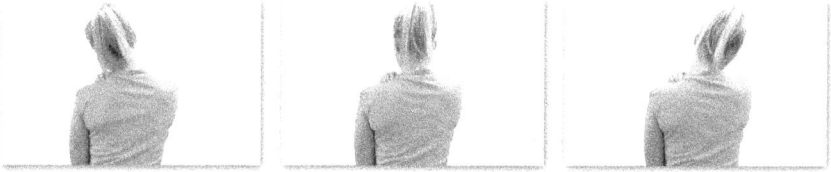

Punti di dolore sensibili alla pressione vengono trattati egregiamente con la tecnica Strain-Counterstrain.

Test

Nel caso abbiate sul corpo un punto di pressione doloroso, è possibile intervenire in modo straordinario grazie a questa tecnica. Spesso se ne trovano alcuni nella muscolatura lungo la nuca. Cercate un punto di questo tipo con le dita della mano destra sulla parte sinistra della nuca.

Avete trovato un punto doloroso?

Mantenetelo così, in modo da sentire un leggero dolore. In seguito iniziate ad eseguire i test di movimento.

Testate la vertebra cervicale attraverso il "Piano del forse": probabilmente il dolore diminuirà se piegate la testa verso la parte colpita. Lasciate la testa in questa posizione e portatela nel piano del "sì" e del "no" affinché il dolore possa sparire.

Esercizio

Fate alcuni respiri profondi prendendo coscienza del punto, mentre lo mantenete libero dal dolore. Secondo il Dott. Jones dovrebbe bastare mantenere il punto di dolore per un minuto e mezzo/due minuti. Interrompete l'esercizio se non vi sentite a vostro agio. Successivamente portatevi ancora nella posizione di partenza.

27

Retest

Fate una piccola pausa (magari scrollando un po' le spalle) per esaminare ancora una volta il punto di dolore. Il dolore dovrebbe essersi ridotto notevolmente (almeno del 70%).

Myofascial Release (MRF) – Scioglimento miofasciale

"Una persona intelligente dovrebbe ben presto imparare che una mano delicata e un movimento lieve sono alla base del risultato auspicato".

A. T. Still

Le tecniche MRF sono costituite da esercizi di rilassamento dei muscoli e delle articolazioni. Si lavora con la mano sull'articolazione. E' particolarmente utile nei casi di disturbi o dolori ai muscoli o alle articolazioni (e in principio per tutte le strutture articolari come legamenti e tendini). Vi presentiamo la manipolazione di un legamento del piede molto teso dopo una distorsione.

Test

Appoggiate con molta delicatezza le vostre dita sul tessuto colpito e muovetele nelle seguenti direzioni:

- verso i piedi/verso il tallone
- verso la gamba/verso la pianta del piede
- ruotate verso l'esterno/ruotate verso l'interno

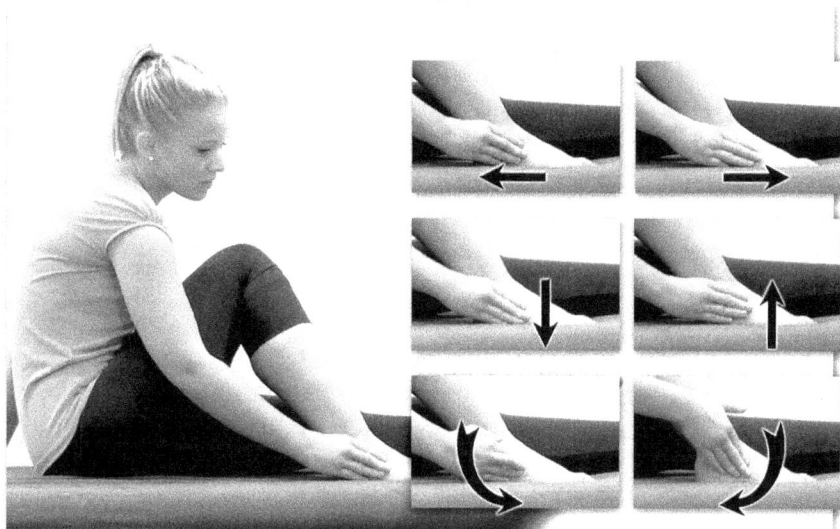

La mano sull'articolazione: c'è sempre una direzione che si adatta meglio delle altre.

Esercizio

Questo esercizio può essere svolto in più modi:

Variante a:
Cercate, tra le sei posizioni già testate, la più gradevole. Mantenete così l'articolazione, mentre respirate in modo rilassato (inserite eventualmente alcune pause tra un respiro e l'altro).

Variante b:
Anche in questo caso cercate innanzitutto la più gradevole delle sei posizioni testate. Muovete l'articolazione durante l'inspirazione nella posizione più gradevole ed espirate quando tornate nella posizione neutrale.

Ora di nuovo, al contrario.
Muovete l'articolazione durante l'espirazione nella posizione più gradevole ed inspirate mentre tornate indietro. Effettuate alcune serie di

29

esercizi mantenendo la combinazione più gradevole.

Variante c:
Eseguite gli esercizi nelle varie direzioni gradevoli (ad esempio: verso la suola del piede + verso il tallone + rotazione esterna) e mantenete così l'articolazione. Ora inspirate ed espirate rilassandovi, mentre continuate a mantere l'articolazione in questa posizione (come nella variante a).

Variante d:
Spostate l'articolazione dalla posizione neutrale, durante l'inspirazione, verso la più gradevole posizione "accatastata", mantenetela così per una pausa benessere e riportatevi, durante l'espirazione, nella posizione neutrale. Poi, muovetevi, durante l'espirazione, nella posizione più gradevole e tornate indietro durante l'inspirazione. Eseguite la migliore combinazione di movimenti per alcuni respiri.

Retest

Ora, testate tutte le direzioni di movimento. Iniziate con la direzione dell'esercizio e provate, come ultima, la peggiore delle sei direzioni.

La "cipolla del malanno"

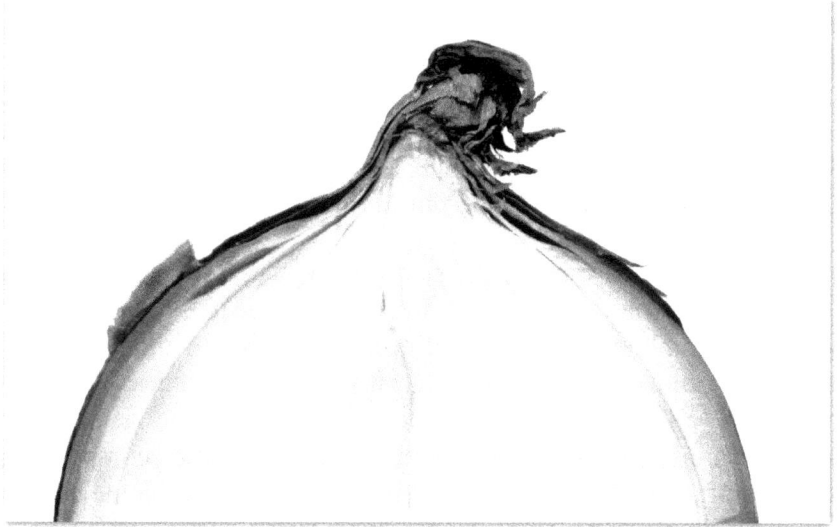

A volte l'auto-manipolazione osteopatica somiglia alla buccia di una cipolla.

Molti pazienti si meravigliano del fatto che, dopo un trattamento osteopatico, ad esempio al ginocchio, diminuiscano i dolori al collo. Si tratta di un fenomeno piuttosto comune in osteopatia. Secondo il detto per il quale "il dolore è un gran bugiardo", l'osteopata va alla ricerca del vero colpevole del dolore.

Ad esempio: a causa di un incidente una persona subisce un infortunio al ginocchio sinistro. A lungo andare ciò comporta un cambiamento dell'andatura, che spesso non viene notato. Il corpo si sforza costantemente di raggiungere un equilibrio (compensazione). In virtù di questa capacità di compensazione, ad esempio attraverso la muscolatura del bacino, non si avvertono dolori e perciò non c'è alcun motivo per andare dal medico. Prima o poi si aggiungerà un secondo infortunio, forse alla spalla o alla testa. Anche in questo caso il corpo cercherà di appianare i comportamenti di tensione. Se le due compensazioni entrano in conflitto, potranno comparire dolori al collo, dove,

31

per così dire, ci saranno due squadre che si sfidano a braccio di ferro. L'osteopata troverà ciò che causa i dolori al ginocchio e alla spalla. Inoltre anche il paziente potrà trovare le origini del dolore grazie al principio della "cipolla del malanno". Secondo questo principio, se il collo fa male, non significa che il collo sia la zona del "braccio di ferro" all'origine del dolore. Attraverso ulteriori e soddisfacenti auto-manipolazioni di questa regione, scopriremo miglioramenti al ginocchio sinistro, e alla spalla. Con ulteriori auto-manipolazioni, i vari dolori dovrebbero sparire in modo duraturo.

In osteopatia si parla spesso di "sindrome a catena". Tutte le strutture del corpo sono collegate tra di loro. Non siamo delle macchine che vengono assemblate con pezzi differenti! Non meravigliatevi quindi, se i vostri dolori si muovono lungo il corpo. Ciò è spesso dovuto a modelli di concatenazione. Se osservate con attenzione il vostro corpo e vi esercitate, vi accorgerete ben presto che non è scomparso solamente un singolo disturbo. Vi sentirete complessivamente più leggeri e più liberi nei movimenti, poiché il carico di trazione viene distribuito meglio nel corpo.

Siate aperti ad ogni cambiamento che emerge attraverso l'esercizio, ma non aspettatevi miracoli. A volte i dolori scompaiono immediatamente. Può anche succedere che improvvisamente dia fastidio un'altra zona, o che si ripresenti qualcosa che avevate già eliminato o dimenticato. In questo caso dovreste accorgervi e capire se sentite questi dolori a causa degli esercizi svolti. Il vostro corpo può darvi consigli per una vita più felice e più sana, e può farlo meglio di quanto voi crediate. Dovete solo imparare ad ascoltarlo!

Tendiamo ad ignorare i nostri problemi perché ci fanno paura. Paura però equivale a stress, e lo stress blocca la parte vegetativa del sistema nervoso, che è responsabile della cura (parasimpatico). Gli esercizi vi aiutano ad aver fiducia nelle forze curative della natura (come sostenuto da A. T. Still), perché non vi dobbiate sentire più nelle mani del vostro dolore. Più dolore avete, più semplice sarà per voi trovare un esercizio adeguato, poiché il vostro corpo vi darà dei segnali evidenti che c'è qualcosa che non va.

Parte 2: L'Osteopatia come farmacia casalinga

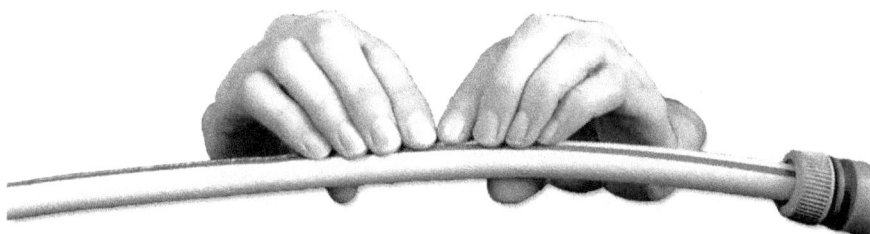

"Io credo che la macchina umana sia la farmacia di Dio e che tutte le cure per il proprio corpo siano da ricercare in Natura. ...Poiché due navi che hanno affrontato gli stessi viaggi non mostrano gli stessi danni è impossibile anche per il più esperto meccanico scrivere un libro che riporti, con precise indicazioni, lo stato di una nave che rientra nel bacino di carenaggio per un'ispezione o una riparazione."

A. T. Still

Il Dott. Still mette in guardia dal procedimento osteopatico, così come per i ricettari o i libri tecnici. Potete quindi adattare ogni esercizio secondo il vostro intuito. L'unica cosa che va mantenuta è la struttura di base (Test – Esercizio – Retest).

E' importante notare che gli esercizi presentati qui di seguito provengono dalla collaborazione con pazienti corroborata da quasi venti anni di pratica. Ho sempre cercato, assieme ai pazienti, esercizi su misura da adattare individualmente, dato che ogni persona è diversa dall'altra. Non posso quindi promettervi che troverete il "vostro" esercizio. Se avrete comunque compreso il principio, troverete molto facilmente una possibilità di auto-manipolazione. Abbiate un approccio ludico e curioso. Gli esercizi devono essere sempre interessanti e piacevoli, mai noiosi e spiacevoli o particolarmente faticosi. Vi prometto che ci saranno dei miglioramenti se vi eserciterete con attenzione!

Usando le parole di A. T. Still:

"Diventa bambino della ricerca e studente della natura".

Testa

Sinusite cronica (Infiammazione delle cavità nasali)

Questo esercizio si basa su una tecnica sviluppata dal Dott. R. E. Becker. Dopo 30 giorni di esercizio giornaliero dovrebbero presentarsi significativi miglioramenti.

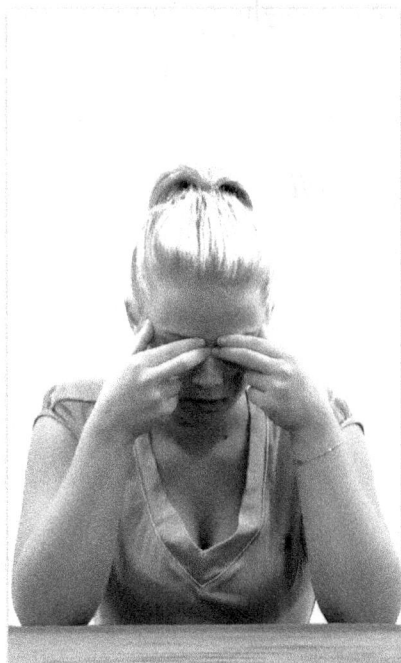

Miglioramento della sinusite cronica.

Test

Innanzitutto valutate quanto forti siano i sintomi che potete sentire al momento (ad esempio difficoltà respiratorie, mal di testa, ecc.). Sedetevi ad un tavolo puntellando i gomiti. Mettete le punte delle dita dell'indice e del medio di entrambe le mani a stretto contatto con la radice del naso (più vicino al naso piuttosto che all'osso frontale). I pollici possono essere messi appoggiati alle tempie, mentre l'anulare e il mignolo devono rimanere chiusi. Cercate di capire se potete associare un leggero e migliore sollevamento della testa all'inspirazione o all'espirazione (sarà probabilmente la fase di inspirazione). Durante il sollevamento dovrebbe aumentare automaticamente e leggermente la pressione delle dita contro l'osso frontale.

Esercizio

Ripetete la migliore combinazione respiratoria e di movimento per circa 7 minuti.

Retest

Analizzate di nuovo l'intensità dei sintomi.

Disturbi alla vista/muscolatura degli occhi/vertigini

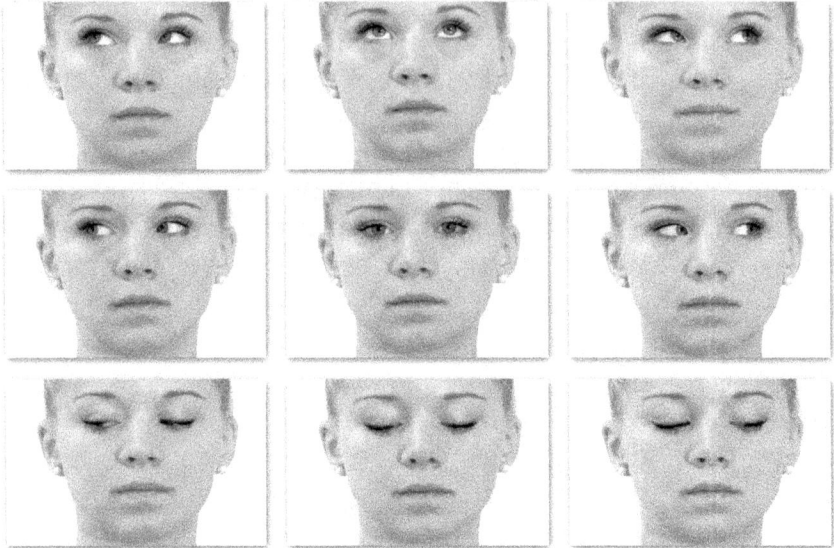

Quale direzione di sguardo vi sembra la più gradevole?

Test

Testate le direzioni dello sguardo

- sinistra/destra
- sopra/sotto
- diagonale alta sinistra/diagonale alta destra
- diagonale bassa sinistra/diagonale bassa destra

Se potete notare quale delle otto direzioni dello sguardo è la più confortevole, allora è questo il movimento dell'esercizio. Se non dovesse essere chiaro, esercitatevi con la direzione dello sguardo opposta a quella che è meno gradevole. Osservate ora durante l'inspirazione nella vostra direzione dell'esercizio e tornate, durante l'espirazione, di nuovo verso il mezzo. Poi provate al contrario: muovete gli occhi durante l'espirazione nella direzione dello sguardo più piacevole e tornate indietro durante l'inspirazione.

Esercizio

Esercitatevi con la variante che vi sembra più facile o più gradevole. Prestate attenzione e cercate di mantenere la velocità del movimento degli occhi simile a quella del tempo di respirazione. Dovete prestare particolare attenzione, poiché gli occhi si muovono tendenzialmente più veloci rispetto al flusso respiratorio. Esercitatevi per circa un minuto. I muscoli degli occhi cambiano la loro tensione relativamente in fretta, cosicché non avete bisogno di esercitarvi a lungo.

Retest

Chiudete gli occhi per alcuni secondi, poi testate secondo le direzioni dello sguardo.

Accomodazione (adattamento della visuale lontano e vicino)

Questo esercizio si adatta particolarmente a chi lavora davanti ad uno schermo.

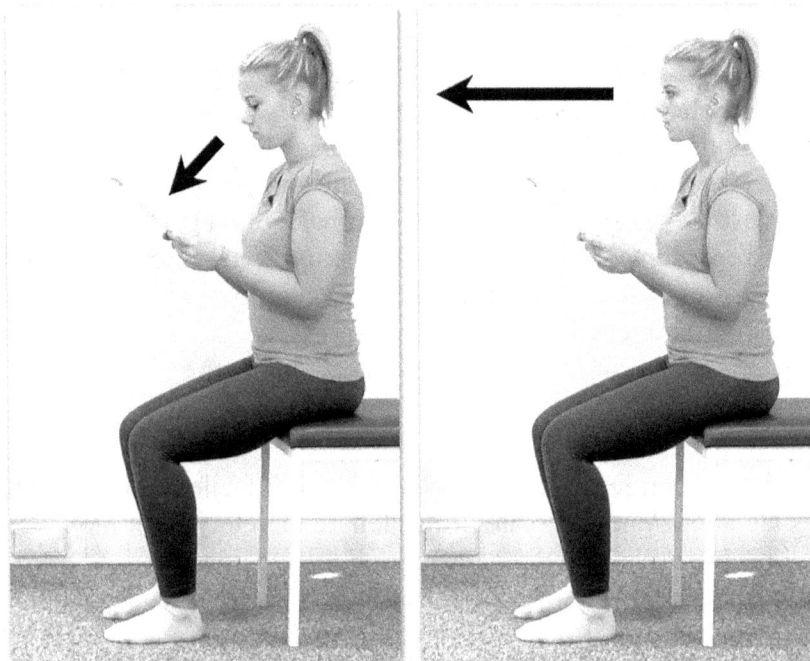

"L'esercizio schermo", eseguibile in ogni momento senza dare nell'occhio.

Test

Focalizzate la vostra attenzione su qualcosa che si trova ad una distanza di 30-50 cm, poi lasciate vagare lo sguardo lontano (ad esempio fuori dalla finestra). Collegate la distanza dello sguardo più gradevole alla respirazione. E' meglio la fase di inspirazione o di espirazione?

Esercizio

Esercitate la migliore combinazione sguardo-respiro per alcuni respiri.

Retest

Testate la visuale da vicino e da lontano.

Ripetete spesso l'esercizio se vi fa bene. E' relativamente facile eseguirlo anche in una stanza (un ufficio, ad esempio) senza che siate notati!

Occhi stanchi

Questo esercizio ha origini cinesi, ed è conosciuto grazie al QiGong.

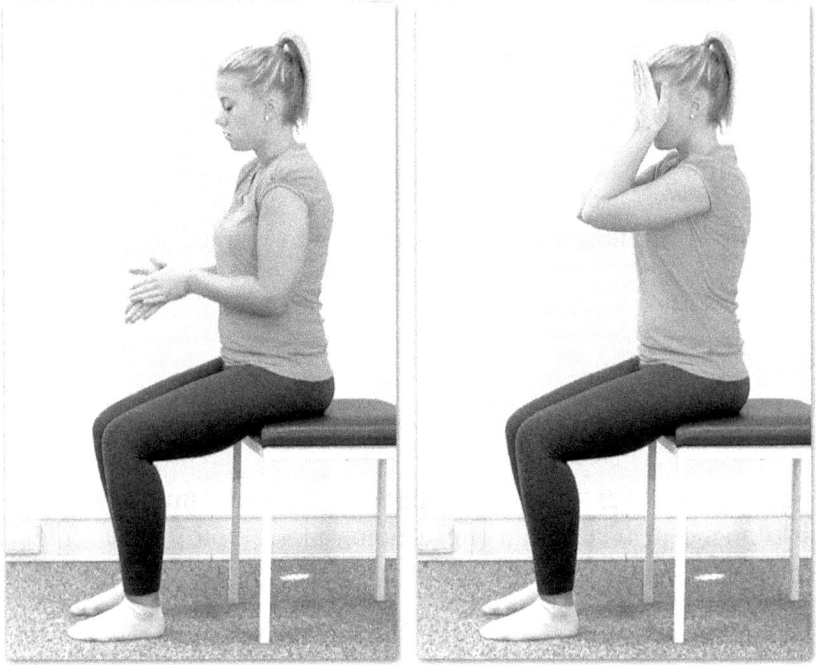

Questa tecnica si trova anche nel Qigong.

Test

Valutate come si adattano i vostri occhi.

Esercizio

Sfregate con forza i vostri palmi delle mai tra loro durante l'inspirazione e anche durante la pausa. Durante l'espirazione e la pausa poggiate le mani sugli occhi chiusi, come se voleste condurre il calore delle mani, attraverso gli occhi nel cervello. Ripetete l'esercizio almeno tre volte.

In alcuni casi potreste anche dover modificare al contrario la respirazione. Ricordate sempre che gli esercizi presentati sono solamente delle idee che devono adattarsi ai vostri bisogni.

Retest

Valutate come si sentono ora i vostri occhi.

Mal di testa

Molto spesso ha senso, per i dolori al capo, iniziare a manipolare i piedi. Forse conoscete il detto "Testa fredda e piedi caldi rendono poveri medici e farmacisti!". I seguenti esercizi si adattano particolarmente se avete, oltre a dolori al capo, anche i piedi freddi. Se eseguite regolarmente questo esercizio si instaurerà un effetto training (da allenamento): i piedi si scalderanno sempre più velocemente.

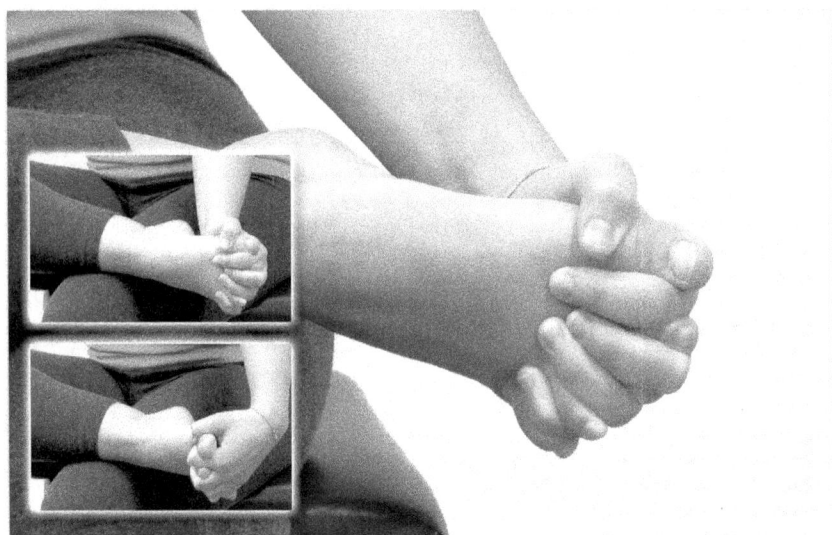

Non molto semplice, stupisce però ogni volta per la sua efficacia: gli esercizi delle dita dei piedi.
Tenete le dita in basso e piegate verso l'alto.

Test

Toglietevi le scarpe e i calzini e fate qualche passo scalzi. Prestate attenzione alla sensazione che avete, soprattutto sotto i vostri piedi. Sedetevi ora su una poltrona comoda (ma anche una normale sedia va bene). Provate ora ad intrecciare le dita della mano destra e quelle del piede sinistro come se pregaste. Il pollice e l'indice afferrano l'alluce, l'indice va infilato tra l'alluce e il secondo dito del piede da sotto. Provate ad infilare anche le altre dita della mano tra le dita del piede, sempre in questo modo.

Vi dovrete esercitare almeno un paio di volte. Qualora non foste in grado di infilare le dita della mano in quelle del piede, appoggiatele e afferrate saldamente il piede. Vi riesce facile piegare in su o in giù le dita dei piedi? Provate a vedere se la direzione di movimento è più gradevole durante l'inspirazione o l'espirazione.

Esercizio

Esercitate la combinazione di movimento e di respirazione per almeno dieci respiri. Cercate, durante l'esercizio, di infilare sempre più a fondo le vostre dita tra le dita dei piedi per afferrare il piede con determinazione. Durante l'esecuzione dell'esercizio potreste in via del tutto eccezionale avvertire un po' di dolore.

Retest

Testate ancora una volta entrambe le direzioni e fate ancora alcuni passi da scalzi. Dovreste poter sentire una notevole differenza nella percezione delle vostre piante dei piedi. Il mal di testa potrebbe passare velocemente attraverso questo esercizio, mentre i piedi tenderanno a diventare caldi dopo un paio d'ore.

Punti sensibili

I pazienti affetti da mal di testa tendono a massaggiare la testa o a sfregare e/o premere alcuni particolari punti sensibili. Questa auto-manipolazione non sistematica, intuitiva e giusta si presta per alcuni esercizi strutturati.

La base per il seguente esercizio è la tecnica Strain-Counterstrain del Dott. Jones.

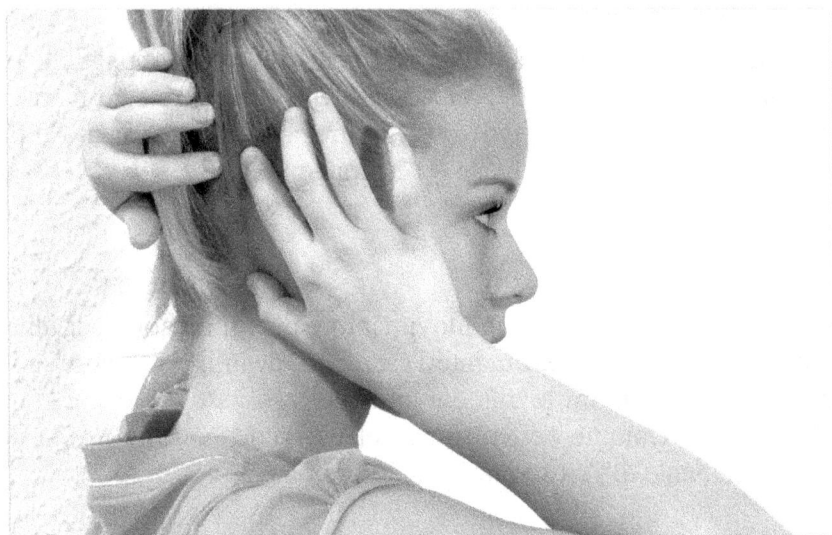

La tecnica Strain-Counterstrain eseguita su un punto di dolore in testa.

Test

Mantenete un dito della mano sul punto sensibile della testa, cosicché possiate sentirlo distintamente. Con un dito dell'altra mano spingete la pelle della testa fino a due centimetri di distanza da questo punto.

Cercate di scoprire da quale posizione dovete spingere la pelle della testa verso il vostro punto, affinché si allenti distintamente la sensibilità. Successivamente provate di nuovo la combinazione di movimento e respirazione. Muovete l'articolazione durante l'inspirazione verso il punto e tornate durante l'espirazione al punto di partenza e poi al contrario. Cos'è più gradevole?

Esercizio

Esercitate la più gradevole combinazione di movimento e respirazione per uno o due minuti.

Retest

Testate nuovamente il punto. La frequenza del dolore dovrebbe essersi notevolmente allentata.

Dolori nella zona frontale

Questa tecnica deriva da un ambito dell'osteopatia che si occupa particolarmente della sezione craniale (osteopatia cranio-sacrale).

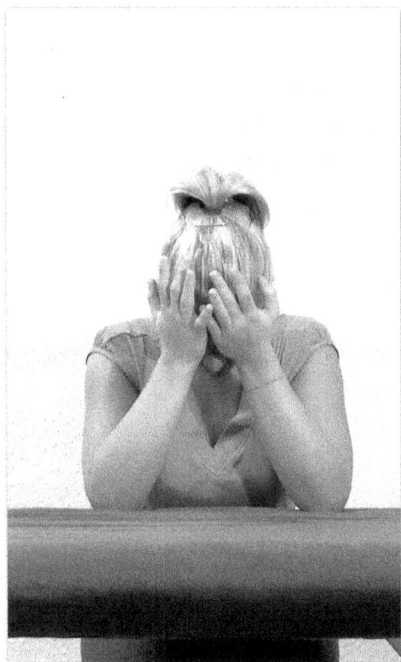

Una posizione molto naturale per dolori alla fronte e alla testa.

Test

Sedetevi su una sedia davanti ad un tavolo e appoggiate il capo comodamente nelle vostre mani. Ruotate delicatamente il vostro avambraccio destro verso l'interno e, allo stesso tempo, quello sinistro verso l'esterno, successivamente fate il contrario. Avete trovato una direzione di movimento più gradevole? Allora dovrete solo scoprire quale fase respiratoria si adatta meglio.

Esercizio

Esercitate la combinazione respiro-movimento più piacevole da uno a tre minuti.

Retest

Testate nuovamente le direzioni di movimento. Se il risultato dovesse essere migliore, entro breve tempo dovrebbero diminuire anche i dolori al capo.

Ovviamente potete provare anche altri test per il capo. Ad esempio: muovere le mani una verso l'altra e allontanarle, spostare le mani verso l'alto e poi verso il basso, ecc.

Dolori laterali alla testa - Esercizio parietale

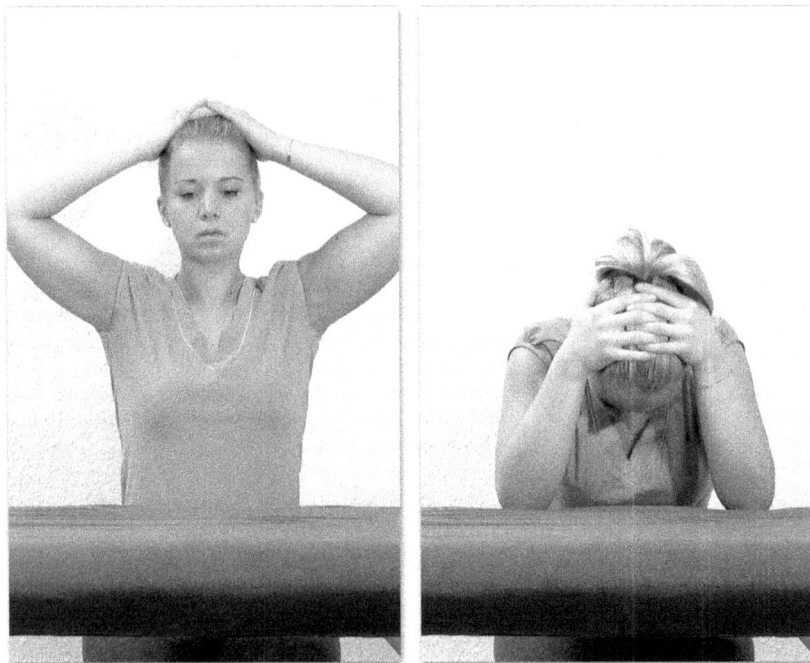

Risolvere i dolori laterali al capo, liberi o appoggiati.

Test

Poggiate la vostra testa in modo simile all'esercizio precedente nelle vostre mani. Esercitate questa volta una pressione laterale sulla parte parietale, che porterete con decisione verso l'alto e anche verso il basso. Attenzione a non muovere con forza, bensì solo fino alla comparsa di una tensione. Potete eseguire l'esercizio anche senza puntellare i gomiti. Qual è la direzione che vi sembra più gradevole? Collegatela alla respirazione. L'esecuzione risulta migliore con l'inspirazione o l'espirazione?

Esercizio

Eseguite la combinazione di movimento e respirazione più gradevole per uno o due minuti.

Retest

Testate le direzioni di movimento e controllate se la direzione peggiore ha un margine di miglioramento.

Dolori laterali alla testa

Esercizi per l'osso temporale: i seguenti esercizi influenzano i dolori laterali attraverso l'osso temporale.

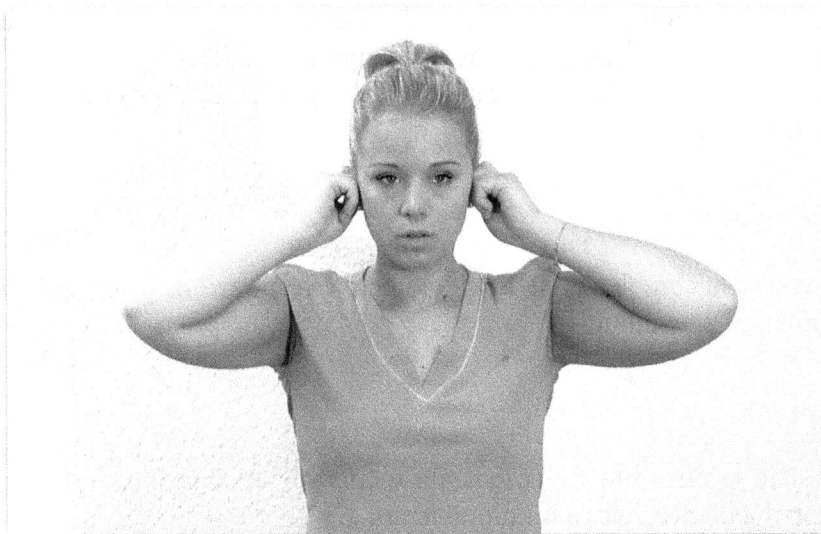

Contro il mal di testa tirare le orecchie.

Test

Afferrate dolcemente ma con decisione le orecchie e tiratele contemporaneamente in modo delicato lontane dal corpo e in avanti, e poi lontane dal corpo e indietro. Qual è la direzione più gradevole? Combinatela con la respirazione. Riuscite ad eseguirla meglio nella fase di inspirazione o espirazione?

Esercizio

Eseguite la combinazione di movimento e respirazione più gradevole per uno o due minuti.

Retest

Testate entrambe le direzioni e prestate attenzione ai cambiamenti.

Varianti: tirate un orecchio verso l'alto, l'altro verso il basso e poi al contrario.

Se un orecchio dovesse essere marcatamente più sensibile dell'altro, esercitatevi solo con l'orecchio meno sensibile nella direzione migliore e in seguito provate con quello più sensibile.

Ci sono molte altre possibilità: siate felici di sperimentarle! Gli esercizi migliori sono spesso quelli che avete trovato da soli.

53

Dolori nella regione occipitale

I dolori della regione occipitale hanno spesso a che fare con disturbi della parte superiore della vertebra cervicale (HWS). Gli esercizi a riguardo li troverete nel capitolo dedicato. I seguenti esercizi (presi a modello da un esercizio del Dott. Robert Fulford) potete eseguirli da seduti, in piedi o da sdraiati.

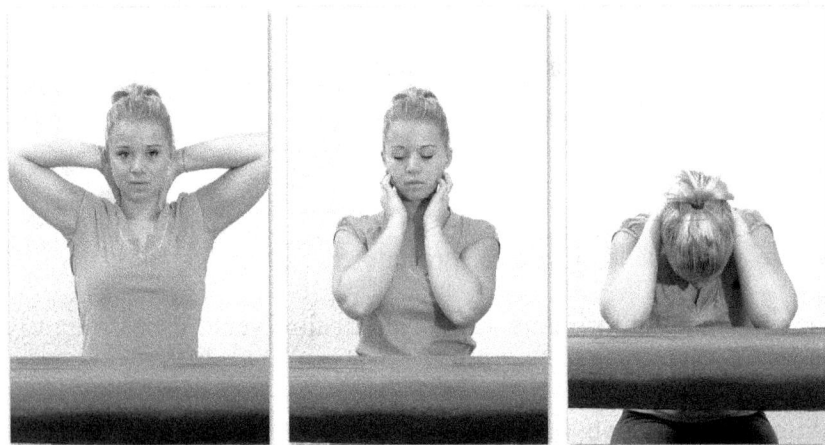

Da sinistra verso destra: esercizio senza puntellare i gomiti, riconoscere il mastoide dell'osso temporale, esercizio con i gomiti puntellati.

Test

Incrociate le vostre dita in posizione da preghiera e poggiate la vostra testa nelle mani, in modo che il polpastrello del pollice sia a contatto con il mastoide dell'osso temporale (sono i tubercoli che avete dietro l'orecchio in direzione dell'occipite facilmente tastabili). Tirate leggermente verso l'alto con i polpastrelli dei pollici il tessuto, mentre chinate la testa. Poi al contrario: alzate la testa e tirate contemporaneamente il tessuto oltre i mastoidi verso il basso. Se avete trovato la direzione più gradevole, combinatela alla respirazione. Si esegue meglio con la fase di inspirazione o di espirazione?

Esercizio

Eseguite la combinazione respiro-movimento più gradevole per uno o due minuti. Esercitatevi con delicatezza e molta attenzione. L'errore più comune è premere o tirare con troppa veemenza.

Retest

Testate entrambe le direzioni e prestate attenzione ai cambiamenti.

Mascella/Denti

Disturbi nella zona dei denti e della mascella potrebbero avere conseguenze più estese. Pensate al principio della cipolla del malanno: anche in questo caso, dopo una soddisfacente auto-manipolazione, potrebbero emergere dolori in altre regioni.

Dolori nella zona della mascella

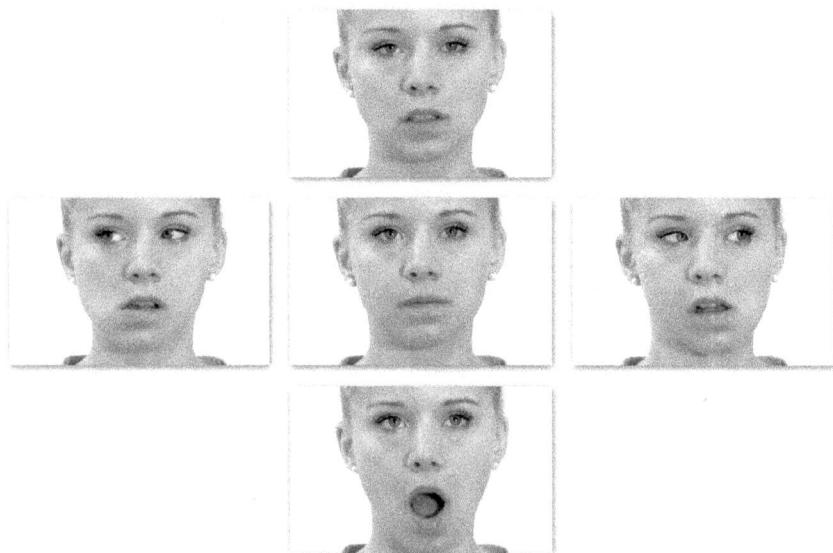

Alcune direzioni d'esercizio per l'articolazione della mascella.

Test

Spalancate in maniera distesa la vostra bocca e testate le seguenti direzioni di movimento:

- Mandibola verso destra/sinistra
- Mandibola in avanti/indietro
- Bocca spalancata/bocca chiusa con una leggera pressione dei denti gli uni sopra gli altri.

Quale delle sei direzioni vi sembra la più gradevole? Combinatela alla respirazione. Si esegue più facilmente durante la fase di inspirazione o di espirazione?

Esercizio

Esercitate questa combinazione per uno o due minuti.

Retest

Testate tutte e sei le direzioni e prestate attenzione ai cambiamenti.

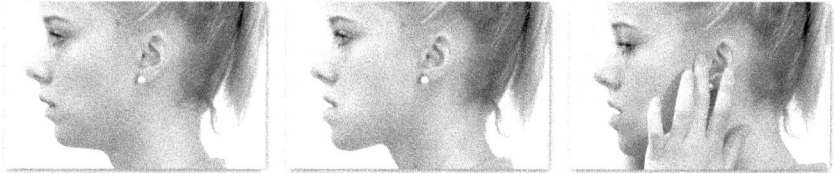

Variante: se l'articolazione della mascella dovesse far male, potete porvi alcune dita seguendo la tecnica Strain-Counterstrain e premere con forza, affinché emerga un leggero dolore. Successivamente riportate la mandibola nella posizione più gradevole e respirate rilassati per uno o due minuti. Non dimenticate la pausa respiratoria. Durante l'esercizio attenuate la pressione delle dita.

Dolori nella regione dentale

Se l'origine del dolore ai denti è di natura infiammatoria, non vi sarà alcun miglioramento. In questo caso rivolgetevi al vostro dentista.

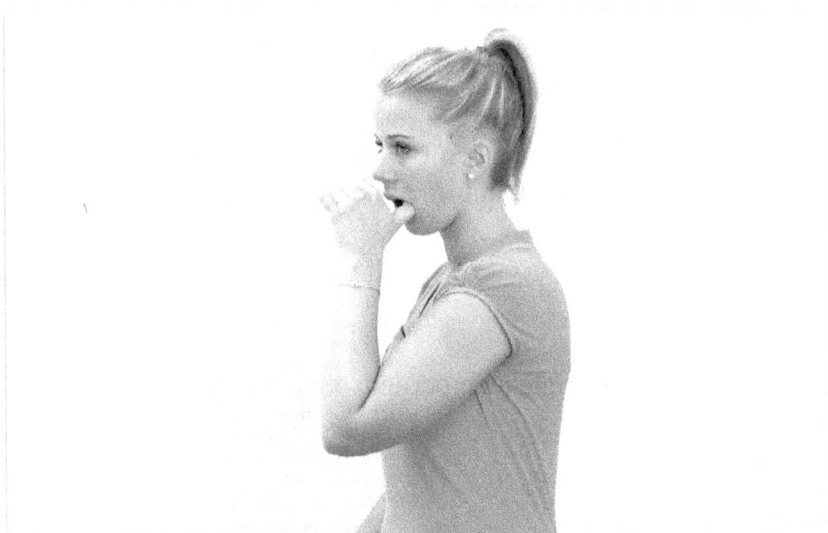

Con questa tecnica è possibile mitigare anche il mal di denti.

Test

Poggiate il dito sulla superficie del dente sensibile.

Testate le seguenti possibilità:

- Esercitate una leggera pressione sul dente in direzione dei denti posteriori/in direzione dei denti anteriori.
- Girate il dito verso l'interno con una accennata pressione sul dente/verso l'esterno.
- Esercitate sul dente una lieve pressione in direzione delle labbra (denti anteriori), verso le guance (molari)/ in direzione del palato.

Quale delle sei direzioni vi sembra la più gradevole? Combinatela alla respirazione. E' meglio durante la fase di inspirazione o di espirazione?

Esercizio

Esercitate questa combinazione di movimento e respiro per uno o due minuti.

Retest

Testate tutte e sei le direzioni di movimento e prestate attenzione ai cambiamenti.

Dolori nella regione del collo

In caso di problemi alla voce o di dolori di deglutizione, in particolare se persistono o peggiorano, andate subito dal dottore! Gli esercizi presentati sono facili da eseguire e rappresentano, dietro un accurato consiglio del medico specialista, un'ottima possibilità di veder diminuire i vostri dolori, o addirittura di rimuoverli.

Dolori nella deglutizione

Un po' sopra la vostra laringe si trova il vostro osso ioide. Afferratelo delicatamente con il pollice e l'indice della vostra mano dominante.

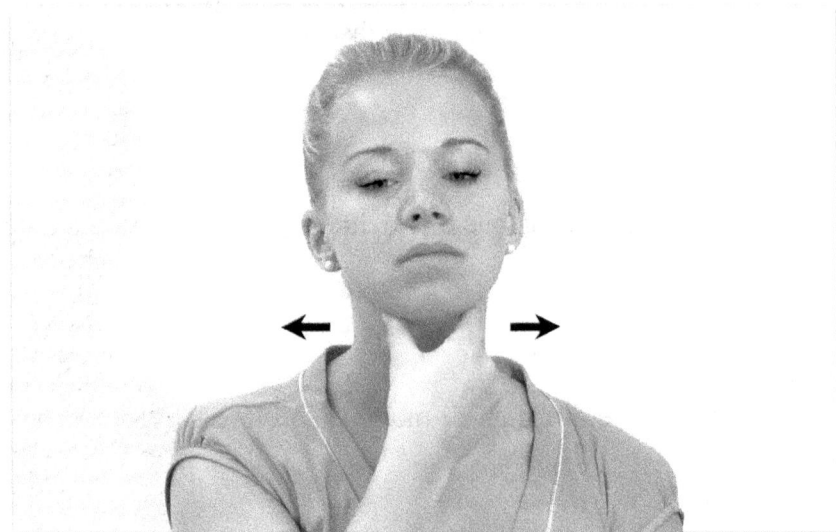

I dolori durante la deglutizione possono essere ostinati e fastidiosi.

Test

Muovete l'osso ioide leggermente a sinistra/destra.

Avete trovato una gradevole direzione di movimento? Allora dovete solo capire quale fase della respirazione si adatta meglio.

Esercizio

Esercitate la combinazione respiro-movimento per uno o due minuti.

Retest

Testate entrambe le direzioni di movimento e prestate attenzione ai cambiamenti.

Se i vostri dolori di deglutizione compaiono in concomitanza con dolori alla spalla o al braccio, collegate questo esercizio con quello spalla-braccio. I vostri dolori potrebbero essere collegati ad un disturbo del muscolo della scapola e dell'osso ioide.

Problemi vocali

Per questo esercizio avete bisogno di una persona di fiducia che possa valutare con coscienza e onestà ciò che sente da voi.

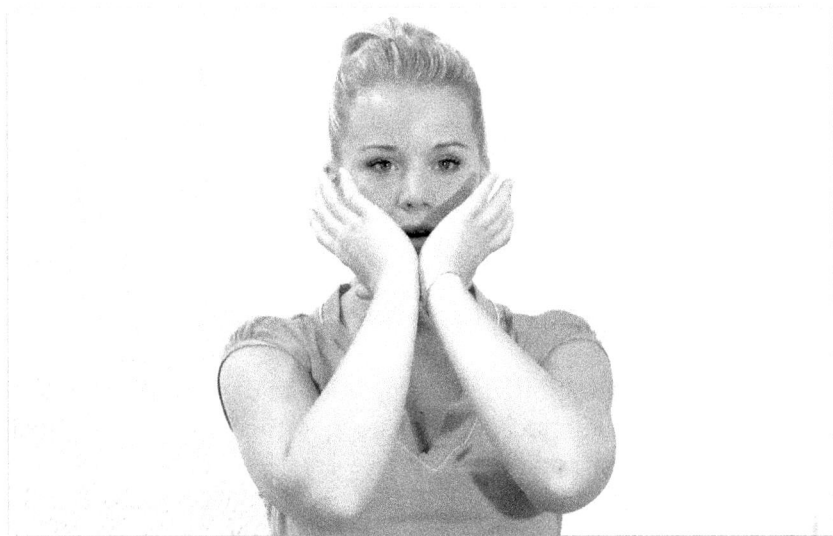

Questa tecnica sorprende sempre ed è utile eseguirla regolarmente.

Test

Cantate un chiaramente percepibile, lungo e mantenuto "Aaaaaa" ad un volume che non sia faticoso per voi. Fate valutare il volume su una scala da 1-10 dal vostro partner. E' utile se anche lui/lei partecipa all'esercizio, affinché sia valutabile nel confronto con la sua voce.

Esercizio

Poggiate le ossa del carpo delle mani unite davanti alla vostra bocca, in modo che le punte delle dita medie si trovino nella regione delle orecchie.

Se lasciate risuonare il vostro "Aaaaaa" contro le mani, noterete che il suono verrà propagato lungo le mani verso le vostre orecchie. Forse vi ricorderete quanto fastidio vi ha causato sentire per la prima volta la vostra voce registrata su nastro. La ragione per cui percepiamo la nostra voce in maniera differente rispetto a chi ci sta vicino è la seguente: le persone sentono la nostra voce direttamente attraverso il suono che viaggia attraverso l'aria fino alle loro orecchie. Al contrario, noi ci sentiamo quasi soltanto attraverso la cosiddetta conduzione ossea. Per mezzo di questo esercizio, grazie alla conduzione del suono attraverso le nostre mani, percepiamo le frequenze che normalmente non sentiamo. Questo porta ad una reazione di feedback: la voce diventa automaticamente più alta e più piena.

Cantate il vostro "Aaaaa" il più a lungo possibile nelle vostre mani e sistematevi in modo da potervi sentire ad un volume alto. Trattenete l'inspirazione così a lungo fino a che non sentite chiaramente l'impulso a dover espirare. Si instaurerà un naturale ritmo di respirazione e movimento, che dovreste eseguire per almeno 2 minuti.

Retest

Allontanate nuovamente le mani e cantate ancora "Aaaaa". Fate valutare la nuova potenza di volume dal vostro/dalla vostra partner. Dovrebbe essere notevolmente aumentata. La voce viene percepita spesso come gradevole o concisa.

Colonna vertebrale

Dolori nella regione della vertebra cervicale

I principali esercizi per i dolori alla vertebra cervicale vengono eseguiti sui tre piani, quello del "sì", del "no" e del "forse".

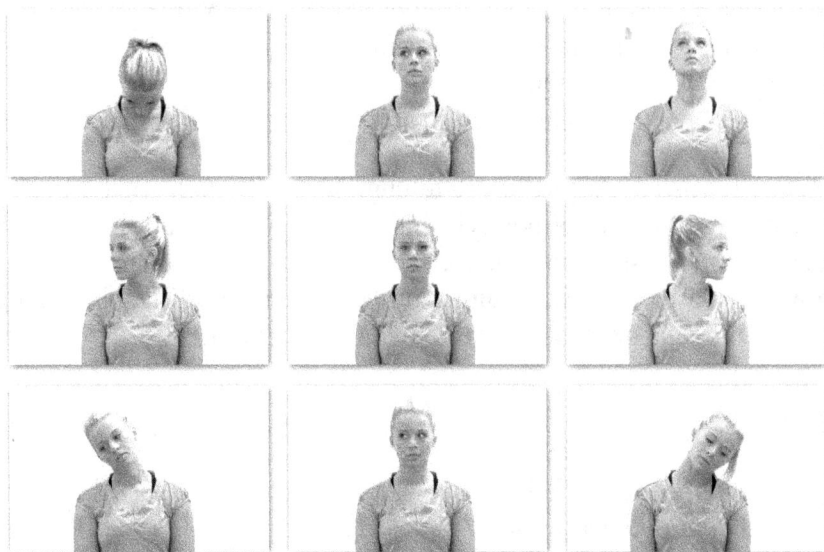

Vertebra cervicale, "Piano del sì", "Piano del no", "Piano del forse".

Test

Provate quale delle seguenti sei possibilità di movimento è la più gradevole:

- Flessione della testa in avanti/distensione all'indietro ("Piano del sì")
- Rotazione della testa verso destra/sinistra ("Piano del no")
- Inclinazione laterale della testa verso la spalla destra/spalla sinistra ("Piano del forse")

Quale delle sei direzioni sembra essere la più gradevole? Combinatela alla respirazione. E' di più facile esecuzione con la fase di inspirazione o di espirazione?

Esercizio

Esercitatevi con la miglior combinazione respiro-movimento per uno o due minuti.

Retest

Testate ognuna delle sei direzioni ancora una volta e prestate attenzione ai cambiamenti.

Per la vertebra cervicale superiore, soprattutto nella regione delle articolazioni del capo, è molto utile che il movimento venga eseguito solo in maniera leggera, come se fosse un piccolo spostamento. A volte è sufficiente anche solo un movimento degli occhi!

Dolori al collo con propagazione in testa

La vertebra cervicale è una regione di dolore, le cui origini risiedono spesso altrove. Per il nostro corpo è estremamente importante che il livello degli occhi sia perfettamente bilanciato. Quindi, se un'errata posizione del bacino causasse uno sbilanciamento, la vertebra cervicale compenserebbe automaticamente, e ciò potrebbe causare dolori. Se dovessero emergere ancora disturbi nella regione della vertebra cervicale e se gli esercizi non dovessero portare alcun sollievo, prestate attenzione alla zona del corpo in cui avete ancora dolori (cipolla del malanno). Se doveste utilizzare l'auto-manipolazione osteopatica per la regione corrispondente, dovreste avere dei miglioramenti anche per i dolori della vertebra cervicale.

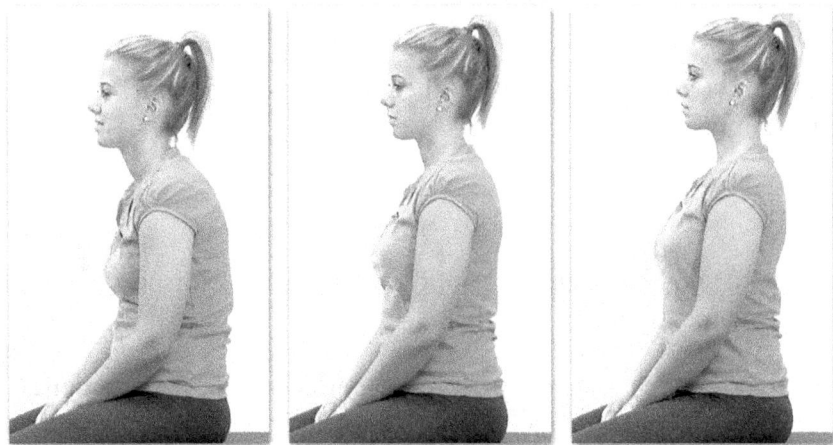

Per l'esercizio palloncino/peso a piombo avete bisogno di un po' di immaginazione.

Test

Sedetevi in posizione eretta e rilassati su una sedia o uno sgabello. Prestate attenzione al vostro comfort, eventualmente alzando di 1 o 2 cm l'estremità del vostro sterno, per poter bilanciare meglio la testa sulla colonna cervicale (come una palla su una sbarra verticale). Immaginatevi che la vostra testa sia leggera e che voglia librarsi in aria come un palloncino riempito di elio.

Poi immaginate che la vostra testa sia pesante come il piombo e che la vertebra cervicale collassi sotto questo peso.

Provate entrambe le direzioni senza essere prevenuti: a volte è più gradevole la "testa pesante come il piombo", sebbene l'idea di "testa leggera" suoni meglio.

Se avete trovato la direzione più gradevole, collegatela alla respirazione. Vi sentite meglio durante la fase di inspirazione o di espirazione?

Esercizio

Eseguite la combinazione respiro-movimento più gradevole per uno o due minuti.

Retest

Testate entrambe le direzioni e prestate attenzione ai cambiamenti.

Regione vertebra toracica/gabbia toracica/costole: da seduti

Provate innanzitutto con gli esercizi più facili.

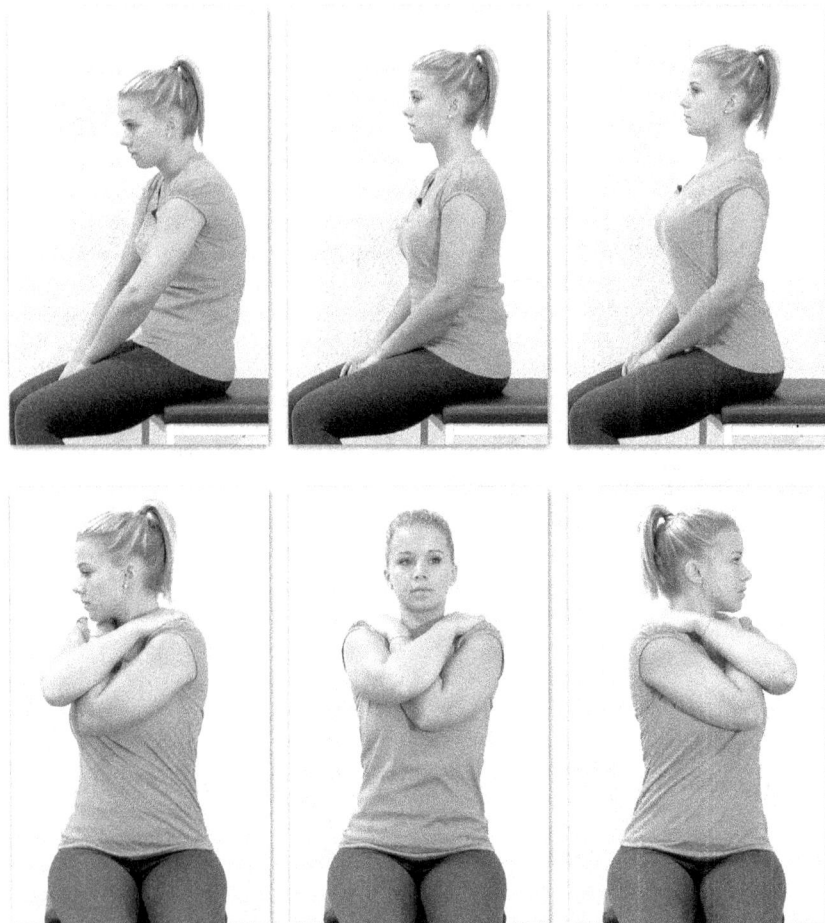

Testare la vertebra cervicale: sopra "Piano del sì" - sotto "Piano del no"

Test

Provate quale delle sei seguenti possibilità di movimento è per voi la più gradevole.

- Flessione della vertebra toracica in avanti/allungamento all'indietro ("Piano del sì")
- Rotazione della vertebra toracica verso destra/sinistra ("Piano del no")
- Piegamento laterale della vertebra toracica verso il lato destro/lato sinistro ("Piano del forse")

Quale delle sei direzioni vi sembra la più gradevole? Unitela alla respirazione. Vi sembra vada meglio con la fase di inspirazione o con l'espirazione?

Esercizio

Esercitate questa combinazione per uno o due minuti.

Retest

Testate tutte e sei le direzioni ancora una volta e prestate attenzione ai cambiamenti.

Regione della vertebra toracica/gabbia toracica/costole: in piedi

La seguente variante è particolarmente efficace se eseguita in piedi. I piedi sono staccati all'altezza delle spalle, le ginocchia leggermente piegate. Poggiate le mani incrociate sulle spalle e ruotate leggermente la schiena all'interno, fino a sentire una gradevole distensione.

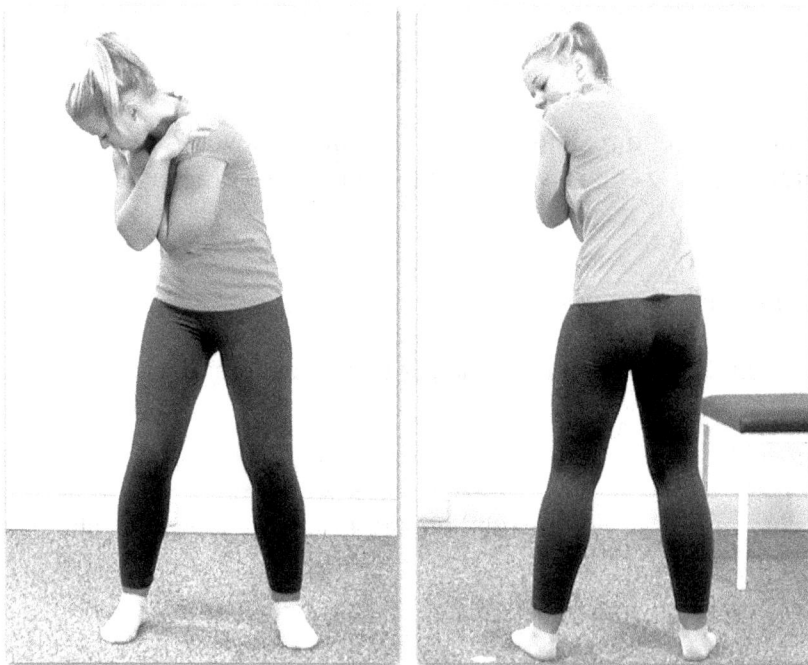

Il "Piano del no" stando in piedi.

Test

Ruotate il tronco a sinistra/destra

Avete trovato la direzione di movimento più gradevole? Allora dovete solo scoprire quale fase della respirazione si adatta meglio.

Esercizio

Esercitate la combinazione respiro-movimento per due o tre minuti.

Retest

Testate nuovamente entrambi i movimenti e prestate attenzione ai cambiamenti.

L'esercizio Counterstrain per la zona della gabbia toracica

L'esercizio è utile ad esempio per dolori nella regione della vertebra toracica, delle costole e dello sterno. Può essere d'aiuto anche per dolori causati agli organi interni, come ad esempio i bruciori di stomaco.

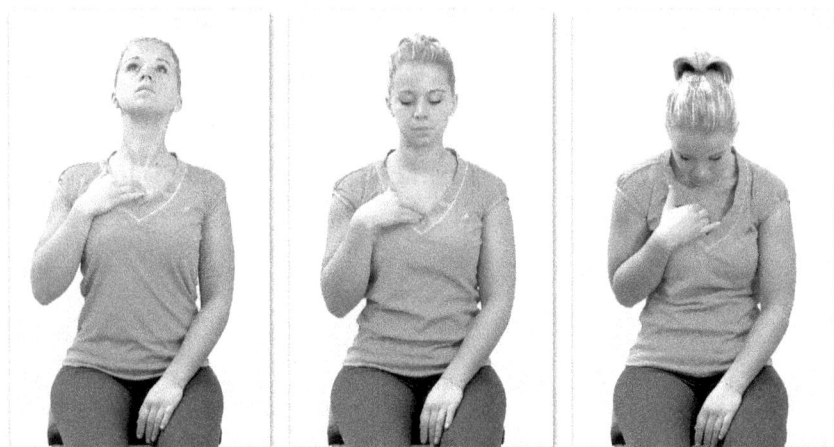

Prestate attenzione, quando testate la tecnica Strain-Counterstrain, ai cambiamenti nel punto di dolore.

Test

Cercate il punto di dolore nella regione dello sterno e delle costole. Poi testate gli effetti del movimento della colonna vertebrale uno dopo l'altro su tutti e tre i piani. Iniziate testando la flessione e poi la distensione della parte superiore del corpo ("Piano del sì"). Spesso la flessione porta ad un sollievo dal dolore. Restate nella posizione più gradevole. Da questa testate, attraverso il "Piano del no", una rotazione della parte superiore del corpo verso sinistra, poi verso destra e mantenete ancora una volta la posizione più piacevole. Infine, introducete anche un piegamento laterale ("Piano del forse"). Le oscillazioni del movimento saranno più lievi con questo metodo. Nella posizione individuata il dolore dovrebbe ridursi del 20% o poco meno. Funziona al meglio se il corpo immagina di "arrotolarsi" attorno al punto di dolore.

Esercizio

Mentre fissate il punto con il dito in questa posizione priva di dolore inspirate ed espirate rilassandovi. Fate attenzione a non provocare dolori con la pressione delle dita e cercate invece di mantenere una leggera pressione durante l'esercizio. E' utile rafforzare la pressione attraverso la fase respiratoria, più precisamente per attenuarla. Provate e seguite le vostre sensazioni. Esercitatevi per almeno due minuti. Una regolazione precisa della posizione è permessa questa volta!

Retest

Tornate lentamente nella posizione di partenza e testate il vostro punto di dolore. Il dolore dovrebbe essere diminuito di almeno il 70%. Nel migliore dei casi potreste non sentirlo nemmeno più in questo punto.

Esercizi con dolori forti

Con dolori forti è consigliabile mantenere una posizione pressoché libera dal dolore. Per la vertebra toracica e lombare è spesso la posizione a quattro zampe. Da questa posizione si possono testare ed esercitare tutti e tre i piani.

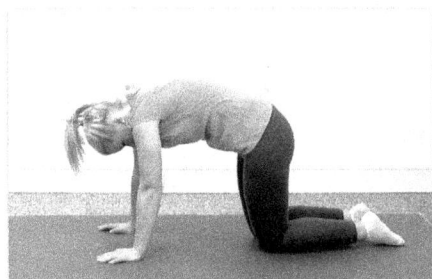

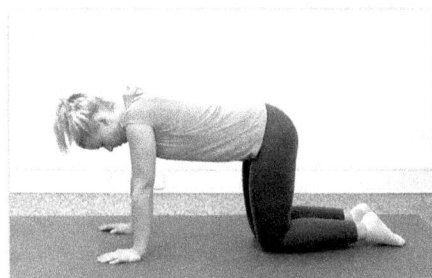

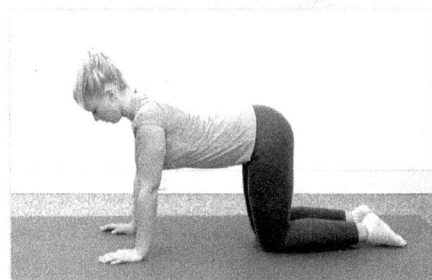

Quando non funziona più nulla: mettetevi a carponi, qui il test nel "Piano del sì".

Test

- Flessione/distensione della vertebra toracica ("Piano del sì")
- Rotazione della vertebra toracica verso destra/sinistra ("Piano del no")
- Piegamento laterale della vertebra toracica sul lato destro/sinistro ("Piano del forse")

Quale delle sei posizioni vi sembra la più gradevole? Combinatela alla respirazione. L'esecuzione risulta più gradevole con l'inspirazione o l'espirazione?

Se i movimenti nel "Piano del no" e del "forse" risultano troppo complicati, esercitate solo il "Piano del sì".

Esercizio

Esercitate le combinazioni respiro-movimento per due o tre minuti.

Retest

Testate nuovamente i movimenti sui piani d'esercizio e prestate attenzione ai cambiamenti.

Disturbi alla vertebra lombare

I disturbi alla vertebra lombare sono spesso particolarmente difficili da eliminare e tendono alla cronicità. Se viene chiesto ai pazienti da quanto sono presenti i disturbi, avremo spesso una risposta del tipo "i dolori alla schiena ce li ho da sempre". La ragione è che spesso si ignora il fatto che esiste una sovra-mobilità, e quindi una instabilità, anziché una limitazione della mobilità. Di seguito verranno mostrati gli esercizi innanzitutto per la limitazione della mobilità.

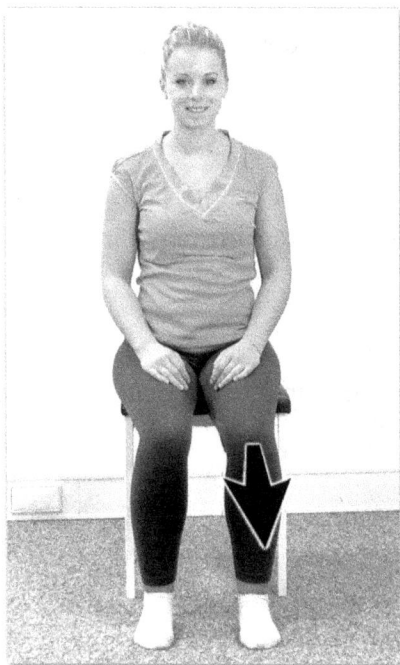

"Piano del no": spingete un ginocchio in avanti, cosicché il bacino ruoti nella direzione corrispondente

Test

Sedetevi in modo rilassato e in posizione eretta su una sedia o uno sgabello. Ora, spingete in avanti il ginocchio destro fino a tre centimetri, in modo che il bacino cominci a girare ("Piano del no"). Tornate nella posizione iniziare e testate lo stesso movimento con il ginocchio sinistro. Avete trovato la direzione di movimento più gradevole? Allora dovete solo scoprire a quale fase della respirazione si adatta meglio il movimento.

Esercizio

Esercitate la combinazione respiro-movimento per circa due minuti.

Retest

Testate di nuovo entrambe le direzioni e prestate attenzione ai cambiamenti.

Durante l'esercizio nel "Piano del sì" e anche durante la flessione e la distensione della vertebra lombare, è utile provare a immaginare il bacino come una scodella piena d'acqua fino all'orlo. Muovete ora il vostro bacino come se doveste scuotere leggermente l'acqua in avanti e indietro. Durante l'esecuzione dei piegamenti laterali premete alla base una gamba dello sgabello e immaginate che la vertebra lombare formi una "C" vista dal davanti.

L'esercizio del "mare cullante"

L'esercizio QiGong "mare cullante" è particolarmente adatto in quanto si tratta di una tecnica di prosecuzione collegata all'esercizio per la vertebra lombare, molto efficace per l'intera colonna vertebrale.

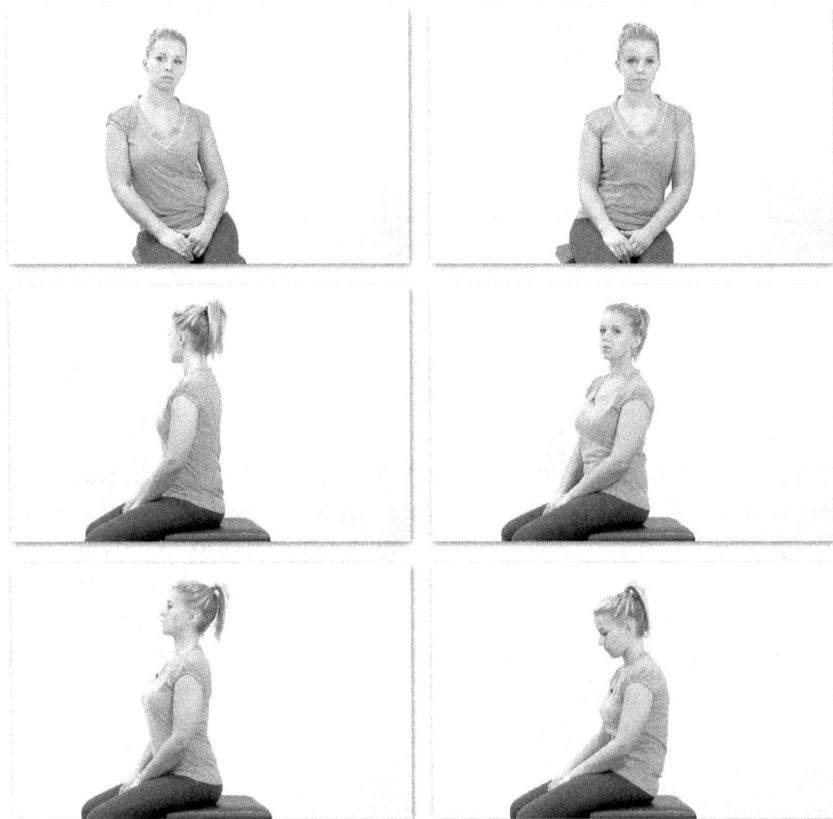

Il "mare cullante" è uno degli esercizi del Qigong più antichi ed efficaci.

Mentre sedete rilassati e dritti su una sedia o su uno sgabello, fate scivolare la vostra attenzione verso la fine della colonna vertebrale, fino all'osso sacro.

Iniziate l'esercizio dal "Piano del forse": inclinate leggermente l'osso sacro verso sinistra (l'osso sacro si trova sopra il coccige e sotto l'ultima vertebra lombare). Seguite quindi questo "spostamento a sinistra" della colonna vertebrale, vertebra per vertebra, in alto fino alla testa. Successivamente fate scivolare la colonna vertebrale con decisione verso destra. Fatelo senza sforzi e senza pensare di "volerlo fare giusto" a tutti i costi. E' sufficiente guidare dolcemente l'attenzione nella regione interna che volete muovere. Se ripetete il movimento, cercate di diventare sempre più "fluidi" e anche un po' più veloci. Se restate completamente rilassati arriverete ad un calmo ritmo di movimento, che assomiglia ad un serpeggiare. Continuate con questo movimento fino a che non vi sentite elastici e la muscolatura della schiena sarà calda e morbida.

Se sentite un fastidio ad una sezione della colonna vertebrale o viene condotta in un'altra direzione, interrompete l'esercizio. Procedete come di seguito:

Test

Testate se la sezione della colonna vertebrale bloccata si comporta meglio nella direzione opposta. Se sì, combinate il movimento con la respirazione. La combinazione è più gradevole con l'inspirazione o l'espirazione?

Esercizio

Esercitate la combinazione respiro-movimento per alcuni respiri.

Retest

Testate nuovamente entrambe le direzioni di movimento e prestate attenzione ai cambiamenti.

Se è comparso un miglioramento proseguite con l'esercizio "mare cullante".

E' altresì possibile eseguire il "mare cullante" negli altri due piani. Nel "Piano del sì" spostate il coccige un po' in avanti, l'osso sacro più in alto e l'intero bacino saranno spostati di conseguenza. Poi spostate da sotto a sopra, fino alla testa, tutte le vertebre senza sforzi all'indietro (movimento del bruco).

Durante la rotazione ("Piano del no") ruoteranno assieme sia l'osso sacro che il coccige e, anche in questo caso, lasciate che seguano tutte le vertebre da sotto a sopra (movimento di virata).

Variante:

Il termine osteopatico "districare" indica il districarsi dell'articolazione. L'auto-manipolazione con questa tecnica funziona in questo modo: dopo aver esercitato separatamente uno dall'altro i tre piani, muovetevi dal "Piano del no" intuitivamente in tutti i piani contemporaneamente. Fatelo con una giocosa leggerezza e lasciatevi trasportare completamente dalle vostre sensazioni, come se osservaste come si muove in autonomia il vostro corpo.

Colonna vertebrale instabile - "Piano del no"

Alcuni problemi alla colonna vertebrale dipendono dall'instabilità di alcuni segmenti della spina dorsale. La spina dorsale ha due diversi sistemi muscolari: uno globale, responsabile di tutti i movimenti grandi e globali del corpo, ed uno locale, che assicura la stabilità della spina dorsale stessa. Immaginate che la colonna vertebrale sia una pila di cubetti del gioco delle costruzioni oppure delle scatole di fiammiferi. Il sistema muscolare globale collega, per lunghi tratti, le scatole di fiammiferi inferiori con quelle superiori, mentre quello locale solo una scatola con entrambe le scatole confinanti. Tentando di spostare questa torre dal suo equilibrio vedremo che il sistema globale manterrà un irrigidimento verso un preciso lato. Il sistema locale, al contrario, mantiene la stabilità di un singolo segmento con l'altro. Se premete solamente la scatola superiore e quella inferiore, senza coinvolgere il sistema locale, schiaccerete verso l'esterno tutte le scatole nel mezzo e la torre crollerebbe. La cooperazione di entrambi i sistemi è perciò di enorme importanza! I seguenti esercizi aiutano a contrastare e a controllare la perdita di una revisione di movimenti (instabilità).

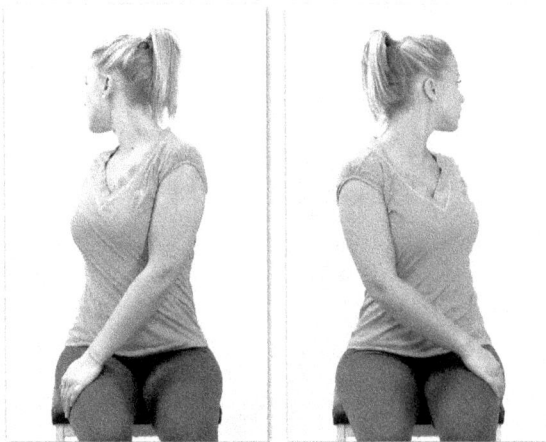

Qui viene mostrato il test precedente. L'esercizio reale viene eseguito senza un movimento percettibile!

Test

Sedetevi in modo rilassato e in posizione eretta su una sedia o uno sgabello. Testate la rotazione della colonna vertebrale ("Piano del no") in entrambe le direzioni. Prestate attenzione, durante la rotazione, alla sensazione della colonna lombare e anche a quando il movimento non risulterà più gradevole.

Tornate alla posizione di partenza. Mentre restate concentrati su un segmento di colonna vertebrale, che vi provoca fastidi (spesso è un segmento della parte inferiore della colonna lombare), immaginate (!) di spostare il ginocchio destro un po' in avanti. Non si deve notare alcun movimento. Si tratta solo di avere la sensazione di come funziona la direzione della muscolatura! Testate, per così dire, la conduzione dal cervello ai muscoli. Tornate poi nella posizione di partenza e provate con l'altro ginocchio – come prima, solo mentalmente! Qualora avvertiste notevoli differenze, potrebbe trattarsi di una instabilità segmentale. Essa può essere notata se avete la sensazione di dover richiamare molti più muscoli dalla parte interessata, per poter simulare il movimento, mentre l'altra parte si sente come un servomeccanismo che funziona bene. A volte il lato peggiore può risultare addirittura bloccato. Avete trovato la direzione d'esercizio più gradevole (meglio controllabile)? Allora dovete solamente scoprire quale sia la fase respiratoria più adatta.

Esercizio

Esercitate la combinazione respiro-movimento per circa due minuti. Prestate particolare attenzione al segmento problematico. Poiché non avete bisogno di conoscenze anatomiche, limitatevi ad individuare la regione. Dall'esterno potrebbe sembrare che vi siate addormentati in posizione seduta, sebbene abbiate prestato particolare attenzione al vostro corpo e siete in realtà molto attivi. Conducete l'esercizio per la stabilizzazione segmentale con una particolare cautela interiore. Può volerci un po' di tempo prima di ottenere il risultato sperato. Nella maggior parte dei pazienti i dolori vecchi di anni sono migliorati appena dopo un mese. Questo ovviamente in virtù di un esercizio eseguito quotidianamente!

Retest

Testate nuovamente entrambe le direzioni e prestate attenzione ai cambiamenti. Se la manipolazione riesce meglio dalla parte peggiore, provate la rotazione della colonna vertebrale esattamente come nel test di partenza. Anche qui si dovrebbe sentire un notevole miglioramento, poiché il gioco di squadra dei sistemi muscolari comunica in modo più armonico.

Colonna vertebrale instabile - "Piano del forse"

Test

Immaginate (!) di voler fissare con forza la gamba di uno sgabello alla base. Prestate attenzione a come arriva l'impulso del movimento. Se provate successivamente l'altra parte, durante problemi di instabilità, noterete delle nette differenze. Avete trovato una direzione d'esercizio più gradevole (meglio controllabile)? Allora dovete soltanto scoprire quale fase della respirazione si adatta meglio.

Esercizio

Esercitate la combinazione respiro-movimento migliore per circa due minuti.

Retest

Testate nuovamente e prestate attenzione ai cambiamenti.

Variante d'esercizio nel "Piano del sì"

Dovreste provare il "Piano del sì" soltanto se avete esercitato alcune volte gli altri piani o se non avete notato differenze fino ad ora.

Test

Immaginate che il vostro bacino sia una scodella riempita fino all'orlo di acqua. Immaginate (!) di scuotere un po' d'acqua in avanti. Per il sistema muscolare globale significherebbe assumere la posizione lombosacrale; in realtà non dovrebbe notarsi alcun movimento. Rilevate quanto leggero arrivi l'impulso di muoversi. Ora provate la direzione opposta: immaginate (!) di scuotere un po' d'acqua all'indietro ("pressione circolare" nel sistema muscolare globale). Provate, sempre nella vostra immaginazione, quanto sia facile poter tirare il pube in direzione della punta dello sterno, senza che si verifichi un movimento. Durante il primo impulso di movimento in questa direzione, dovreste poter sentire la muscolatura della pancia leggermente tirare, senza però restringersi. Conducete questo test in maniera giocosa e senza contrarvi. Poi, osservate, se risulta più semplice o se vi sentite più a vostro agio in una determinata direzione. Avete trovato una direzione d'esercizio più gradevole (meglio controllabile)? Allora dovete solo scoprire quale fase della respirazione si adatta meglio.

Esercizio

Esercitate la combinazione respiro-movimento per circa due minuti.

Retest

Testate nuovamente e prestate attenzione ai cambiamenti.

Regione del bacino

Dolori nella regione pelvica

Questo esercizio è particolarmente adatto, ad esempio, come supporto ad una terapia di incontinenza urinaria.

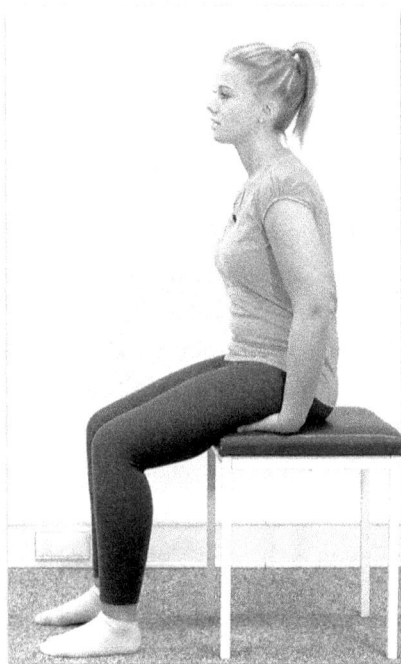

L'esercizio per la regione pelvica: delicato ed efficace.

Test

Spostate le vostre piante delle mani sotto al sedere, affinché possiate afferrare con la punta delle dita le gambe dello sgabello.

Tendete la regione pelvica. Il pensiero di "tirare verso dentro" l'intera regione pelvica potrebbe risultare di aiuto. Provate a vedere se la tensione vi sembra migliore combinandola con l'inspirazione o con l'espirazione. E' fondamentale la sensazione di come questa muscolatura si lasci guidare bene. Non dipende dalla forza esercitata!

Esercizio

Eseguite la combinazione respiro-movimento per almeno due minuti. Prestate attenzione a trattenere la pausa tra un respiro e l'altro fino a quando non compare l'impulso a respirare nuovamente.

Retest

Testate nuovamente quanto margine di manovra potete applicare ai muscoli della regione pelvica.

Dolori nella zona dell'articolazione sacro iliaca

Questa zona si trova a sinistra e a destra, vicino all'osso sacro.

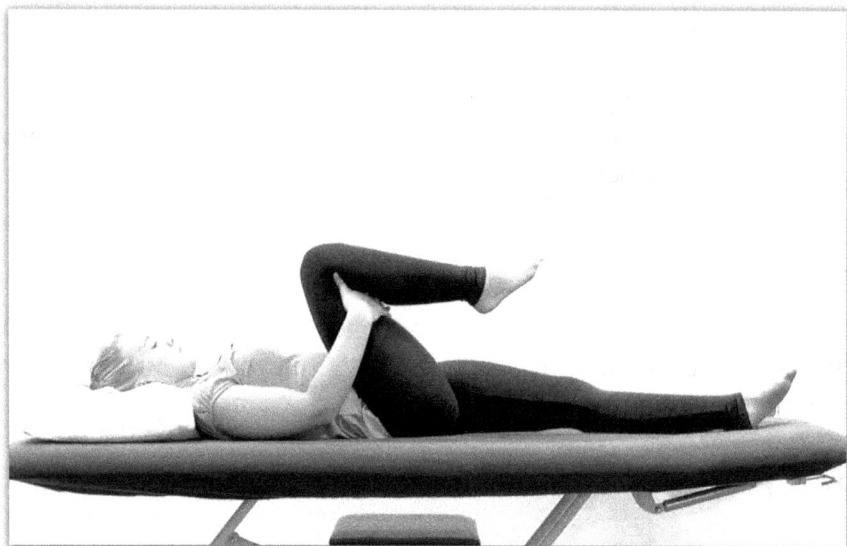

L'esercizio per l'articolazione sacro-iliaca ha sempre un effetto positivo e i dolori sono spesso solo la buccia esterna della "cipolla del dolore". Prestate quindi attenzione ad ogni cambiamento durante l'esecuzione!

Test

Poggiatevi in modo rilassato su una base stabile, ma non eccessivamente dura. L'ideale è un materassino da esercizi. Piegate una gamba al punto di poter afferrare con le mani l'incavo sotto al ginocchio. Se non doveste riuscirci, aiutatevi con un asciugamano arrotolato. Prestate attenzione alla facilità con cui avviene la flessione e a quanto gradevole sia la posizione finale. Successivamente provate con l'altra gamba.

Esercizio

Esercitatevi con il lato più piacevole: Piegate la gamba e afferratela con entrambe le mani nell'incavo sotto al ginocchio.

Tirate la gamba ancora un po' verso di voi durante una fase della respirazione, mentre durante l'altra fase respiratoria tornerete nella posizione di partenza. Solitamente è più semplice piegare la gamba durante l'inspirazione. In ogni caso dovete essere completamente rilassati – il movimento parte da solo dalle vostre braccia e può essere molto piccolo. Esercitatevi per almeno due minuti.

Retest

Testate la flessione di entrambe le gambe e prestate attenzione ai cambiamenti.

Dolori nella zona posteriore

Il seguente esercizio è collegato alla "tecnica funzionale" del Dott. Johnston e si adatta meravigliosamente all'auto-manipolazione di punti di dolore nella regione posteriore, che spesso si confonde descrivendola come "dolore alla sciatica".

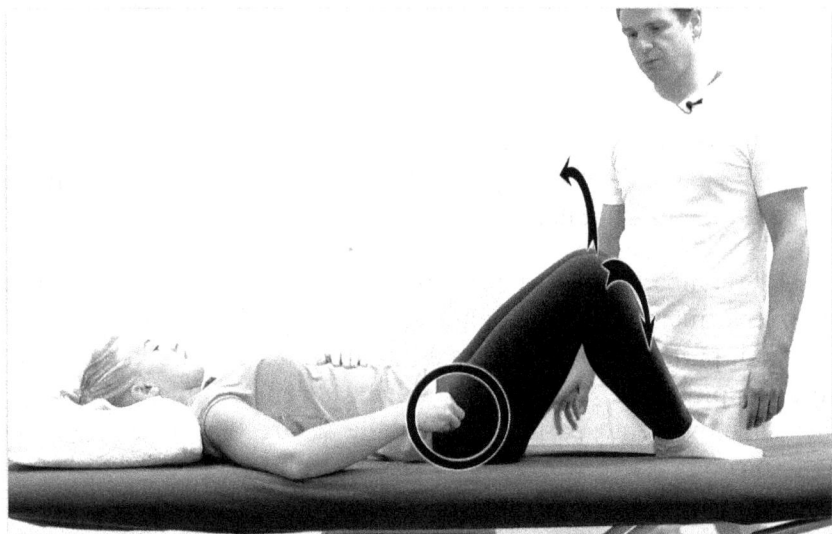

L'esercizio è d'aiuto per dolori dalla regione posteriore fino alla parte esterna della gamba, perché riporta in equilibrio il bacino.

Test

Mettetevi su un materassino da esercizi o su una superficie simile e appoggiate le gambe. Premete il punto di dolore con una forza sufficiente da poterlo sentire con chiarezza. Mantenete la pressione ed analizzate la tensione e l'intensità del dolore. Successivamente lasciate cadere verso l'esterno la gamba della parte dolorosa.

Osservate con attenzione se e come si modificano dolore e tensione in quel punto. Portate poi la gamba di nuovo nella posizione di partenza. Ora fate cadere all'esterno l'altra gamba lentamente e osservate il punto di dolore. Portate nuovamente la gamba nella posizione di partenza. Mentre mantenete e osservate questo punto, lasciate cadere all'esterno entrambe le gambe contemporaneamente. Poi, tornate nella posizione iniziale. Muovete entrambe le gambe contemporaneamente verso sinistra, mentre le ginocchia e le caviglie interne restano attaccate le une con le altre. Allo stesso modo muovete entrambe le gambe verso destra. Durante questo movimento dolore e tensione nel punto interessato dovrebbero essere decisamente diminuiti. Questo è il movimento dell'esercizio. Inspirate, mentre vi approcciate alla posizione più gradevole, ed espirate, mentre tornate nella posizione di partenza. Poi combinate al contrario respirazione e movimento; portatevi nella posizione più gradevole durante l'espirazione e tornate indietro, verso il mezzo, durante l'inspirazione. Procedete con attenzione e in modo delicato. La posizione più gradevole si raggiunge attraverso questo esercizio spesso già dopo a poche oscillazioni.

Esercizio

Esercitate la combinazione respiro-movimento con le relative pause di respirazione per alcuni respiri.

Retest

Testate il punto di dolore. Sia il dolore che la tensione dovrebbero essere notevolmente diminuite.

Variante: Restate nella posizione d'esercizio più gradevole e inspirate ed espirate rilassati – Non scordate le pause tra un respiro e l'altro!

Problemi all'articolazione dell'anca

Si può muovere l'anca su tutti e tre gli assi di movimento. Abitual-mente si ottengono buoni risultati sul "Piano del no". Si può eseguire l'esercizio sia da sdraiati che in piedi.

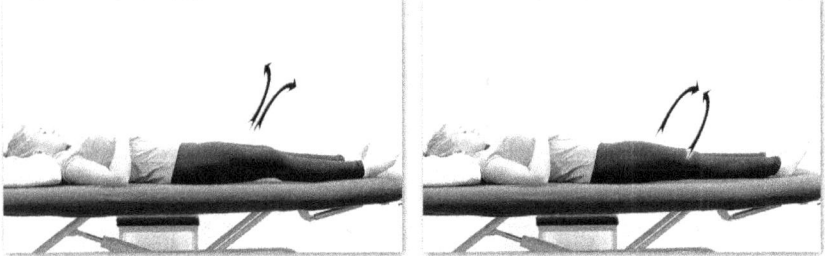

Ruotare le gambe all'esterno e all'interno: quanto più delicato, tanto più d'aiuto!

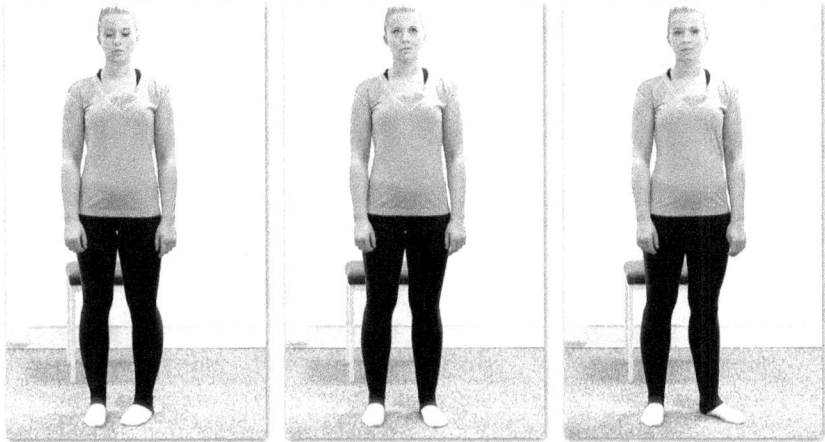

L'esercizio può essere svolto in piedi.

Test

Sdraiatevi sulla schiena e girate verso l'interno e verso l'esterno la gamba destra. Provate allo stesso modo con la gamba sinistra.

Qual è il movimento più gradevole? Combinatelo con la respirazione. Si esegue più facilmente con l'inspirazione o con l'espirazione?

Esercizio

Esercitate per almeno due minuti questa combinazione respiro-movimento.

Retest

Testate tutte e quattro le direzioni di movimento e prestate attenzione ai cambiamenti.

Variante: Durante l'esercizio mantenete la gamba nella posizione più rilassata e inspirate ed espirate. Non dimenticate di fare una pausa! Questa variante si adatta particolarmente durante un'esecuzione da in piedi.

Regione dell'anca/pube/adduttori

Gli adduttori sono muscoli della parte interna della coscia. Sono solitamente molto tesi quando si hanno dolori all'anca. Può essere molto
utile esercitarsi giornalmente per un buon lasso di tempo.

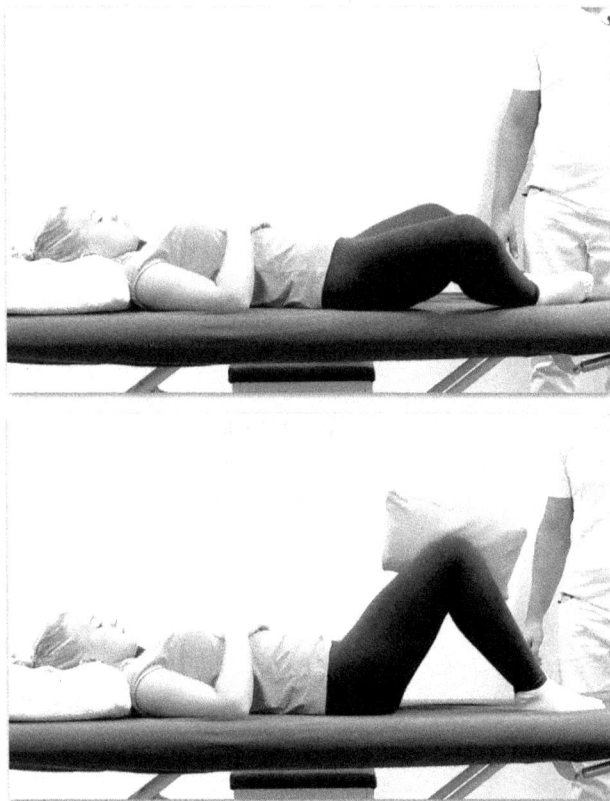

Questo esercizio si adatta anche per dolori nella regione del pube.

Test

Da sdraiati mettete le gambe in modo da formare un angolo di 90 gradi con le ginocchia. Ora fate allontanare lentamente le vostre ginocchia. Alla prima resistenza tornate nella posizione iniziale. Distanziate un po' i vostri piedi (30-40 cm è spesso la posizione più gradevole) e premete le vostre ginocchia l'una contro l'altra. Qual è la posizione più gradevole? Se è la separazione delle ginocchia, allora provate in che modo potete combinare al meglio la combinazione respiro-movimento. Se dovesse essere più piacevole la pressione di un ginocchio contro l'altro, mettete un cuscino o un oggetto simile tra le ginocchia (l'esercizio funziona naturalmente anche senza) e trattenetelo con forza. Provate a vedere se riuscite a rinforzare meglio la pressione al ginocchio durante l'inspirazione o l'espirazione.

Esercizio

Esercitate la combinazione più gradevole per almeno due minuti.

Retest

Testate entrambe le possibilità e prestate attenzione ai cambiamenti.

Articolazione del ginocchio

Esercizio per il ginocchio "mano curativa"

Sedetevi su un tavolo stabile, cosicché le gambe possano dondolare liberamente e dolcemente. In alternativa potete sedervi semplicemente su una sedia o su uno sgabello.

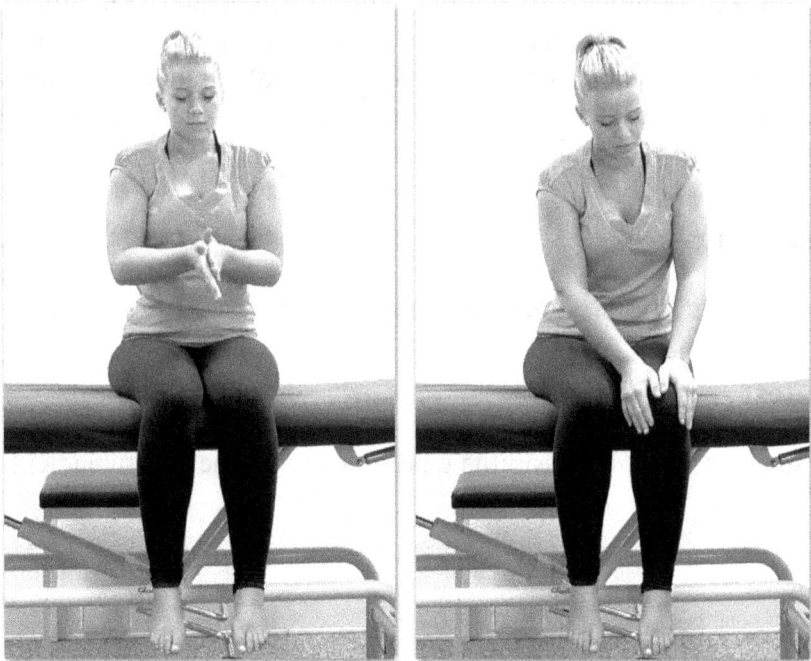

Un esercizio piuttosto curioso che ha dato però ottimi risultati.

Test

Analizzate la forza dei vostri dolori al ginocchio su una scala da 1 a 10.

Esercizio

Sfregate con forza le vostre mani durante la pausa dell'inspirazione e dell'espirazione, affinché il calore dello sfregamento risieda nei palmi delle mani. Non appena si presenta l'impulso, espirate e poggiate delicatamente le mani sulle ginocchia, come se voleste trasferire il calore dalle mani alle ginocchia. Dovrebbe essere piacevole. Alcune persone prediligono la variante contraria: sfregare durante l'espirazione e afferrare durante l'inspirazione. Esercitatevi per almeno dieci respiri.

Retest

Analizzate nuovamente i dolori sulla scala indicata in precedenza.

Esercizio per il ginocchio "Rotazione"

Sedetevi in modo rilassato su una sedia e mettete le mani con il palmo rivolto in basso sulle ginocchia. I piedi sono distanti all'altezza dell'anca, i talloni a picco sotto le ginocchia.

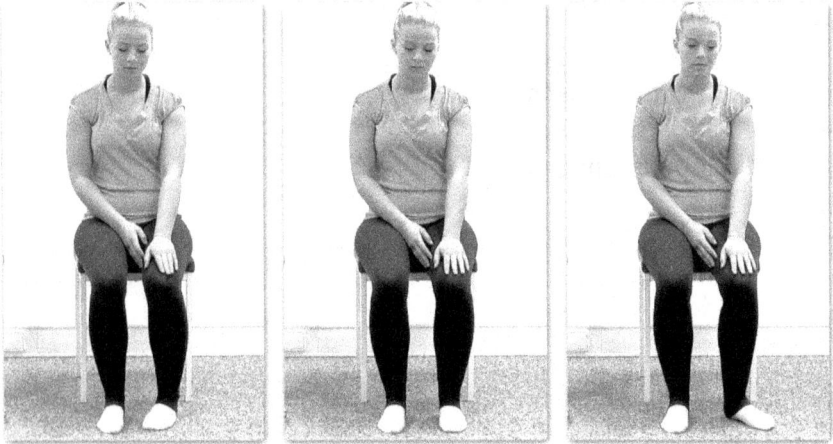

Da sinistra verso destra: piede girato all'interno, neutrale e verso l'esterno.

Test

Girate il piede destro all'interno. Mantenete la posizione della gamba e stabilizzate il ginocchio con le mani. Tornate nella posizione iniziale. Ora provate la rotazione del piede destro verso l'esterno. Poi provate lo stesso con il piede sinistro. Quale delle quattro direzioni vi sembra la più piacevole? Combinatela con la respirazione. E' meglio con la fase di inspirazione o di espirazione?

Esercizio

Esercitate questa combinazione respiro-movimento per uno o due minuti.

Retest

Testate tutte e quattro le direzioni e prestate attenzione ai cambiamenti.

Esercizio per il bilanciamento della muscolatura del ginocchio

Scoprirete attraverso i tentativi quale dei tre esercizi è più utile per il vostro ginocchio.

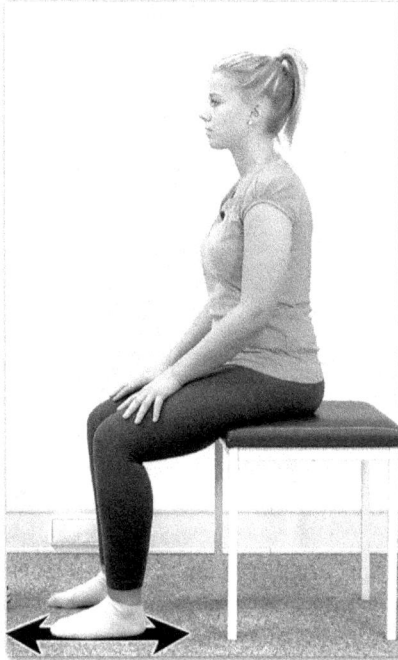

Il movimento presentato dovrà essere eseguito solo con l'immaginazione!

Test

Sedetevi in modo rilassato su una sedia o su uno sgabello e premete sul pavimento con delicatezza i vostri piedi. Mettete le mani sulle cosce. Immaginate di spostare in avanti il piede destro. Sentirete che la muscolatura della parte superiore della vostra coscia si rilassa. Poi immaginate di tirare il piede sotto alla sedia o allo sgabello. La muscolatura della parte inferiore della coscia si tenderà. Avete trovato una direzione di tensione più gradevole? Allora dovete solo scoprire se si combina meglio con l'inspirazione o con l'espirazione.

Esercizio

Esercitate questa combinazione da sei fino a dieci respiri.

Retest

Ripetete il test iniziale e prestate attenzione ai cambiamenti.

Variante 1: provate con entrambe le gambe contemporaneamente, immaginandovi che un piede scivoli via da voi e che l'altro venga tirato verso la sedia nello stesso istante. Provate a combinare al meglio la respirazione con la fase di rilassamento e/o tensione.

Variante 2: provate successivamente se riuscite a girare meglio il piede verso l'interno o verso l'esterno e fermatelo nella posizione migliore. Inoltre immaginatevi di spingere via il piede e poi tirarlo verso di voi ed esercitatevi durante la tensione più gradevole con il ritmo respiratorio.

Piedi

Un ottimo esercizio per i piedi lo trovate nel capitolo "Dolori al capo". I seguenti esercizi si svolgono meglio in posizione sdraiata.

Problemi con l'articolazione tibio-tarsale superiore

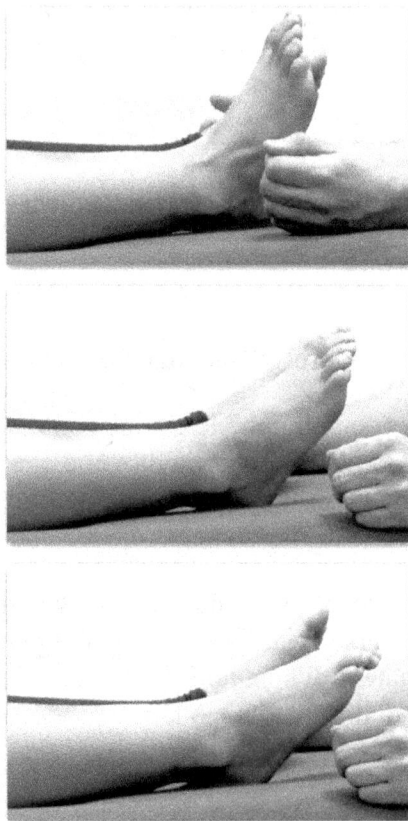

Da sinistra verso destra: punta del piede tirata, neutrale e distesa.

Test

Testate come vi sentite. Tirate verso di voi le dita dei piedi e poi allontanatele (movimento nel "Piano del sì", flessione/distensione dell'articolazione tibio-tarsale). Avete trovato la direzione di movimento più gradevole? Allora dovete solo scoprire se viene eseguita meglio con l'inspirazione o con l'espirazione.

Esercizio

Esercitate la combinazione di respiro-movimento per uno o due minuti.

Retest

Testate entrambe le direzioni e prestate attenzione ai cambiamenti.

Problemi con l'articolazione tibio-tarsale inferiore

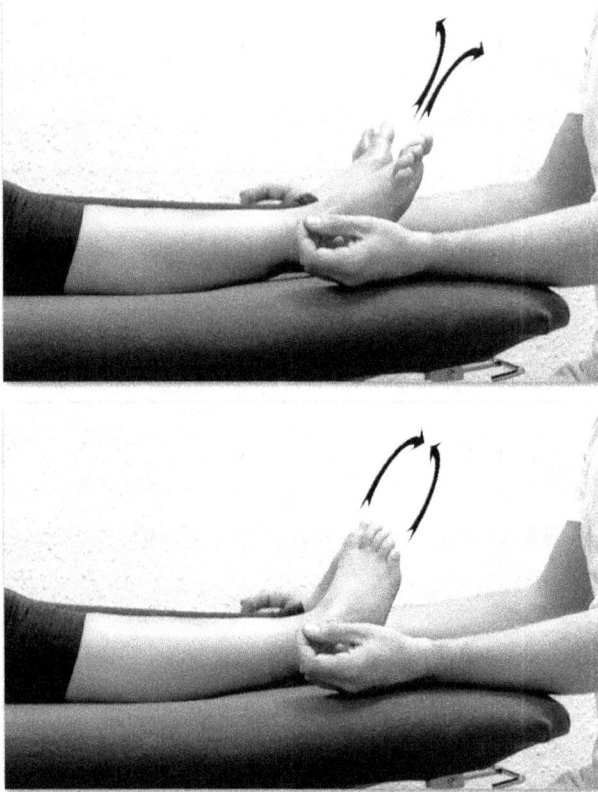

Piedi ruotati l'uno lontano dall'altro, e poi le piante dei piedi che si guardano.

Test

Verificate come vi sentite se ruotate i vostri calcagni in un verso e nell'altro ("Piano del sì"). Avete trovato una direzione più gradevole? Allora dovete solo scoprire se è preferibile combinarla con l'inspirazione o l'espirazione.

Esercizio

Esercitate la combinazione respiro-movimento per uno o due minuti.

Retest

Testate entrambe le direzioni e prestate attenzione ai cambiamenti.

Distorsione al piede

In un trauma inverso acuto ("distorsione del piede"), dovreste piegare la gamba a tal punto da poter poggiare la mano sulla regione dolorante. Appoggiate la mano con una leggera pressione sulla pelle, in modo da poter sentire l'articolazione sottostante.

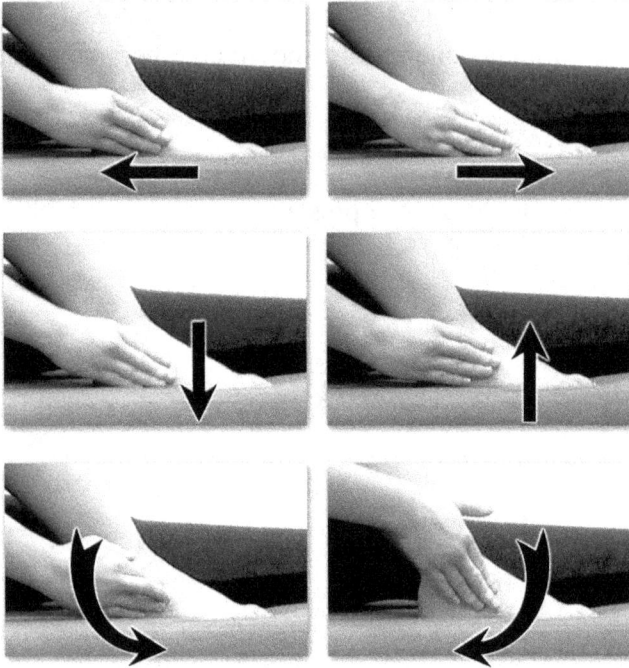

Sei direzioni: qual è la più gradevole?

Test

Spostate la pelle e l'articolazione sottostante nelle seguenti direzioni:

- Direzione del mignolo/calcagno
- In alto in direzione del ginocchio/in basso verso la pianta del piede
- Girare l'articolazione in senso orario/antiorario

Provate a combinare al meglio la direzione più gradevole e la respirazione. Durante l'inspirazione muovete l'articolazione nella posizione di benessere. Mantenetela così durante la pausa respiratoria. Durante l'espirazione mollate la tensione e restate, mentre eseguite la pausa respiratoria, in questa posizione neutrale. Successivamente provate con la fase respiratoria inversa.

Esercizio

Esercitate la combinazione più piacevole per uno o due minuti.

Retest

Testate tutte e sei le direzioni e prestate attenzione ai cambiamenti.

Variante:
Eseguite in successione le tre possibilità migliori, vedi capitolo "principi della tecnica", tecnica - MFR.

Dita dei piedi

Esercizi di base per problemi con le dita dei piedi

Questo esercizio è utile non solo per i dolori alle articolazioni delle dita dei piedi, ma anche contro i piedi freddi.

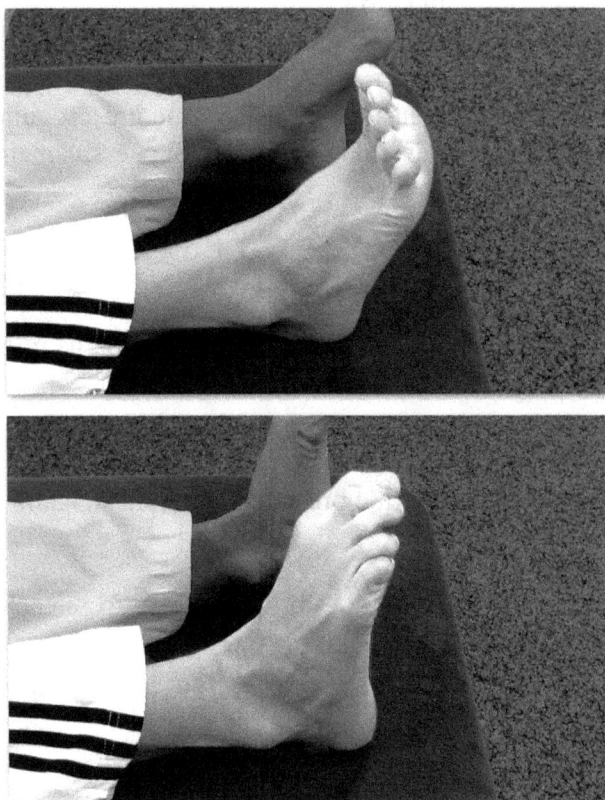

L'esercizio è anche utile per chi tende ad avere crampi. Il movimento dovrebbe essere in questo caso particolarmente lieve.

Test

Testate come vi sembra se tirate le dita dei piedi verso di voi e poi le allontanate da voi.

Avete trovato una direzione di movimento più gradevole? Allora dovete solo scoprire se si combina meglio con l'inspirazione o l'espirazione.

Esercizio

Esercitate la combinazione respiro-movimento per uno o due minuti.

Retest

Testate entrambe le direzioni e prestate attenzione ai cambiamenti.

Alluce valgo (alluce in posizione X)

I seguenti esercizi possono essere svolti da seduti o da sdraiati. Sono di aiuto contro il dolore e completano la fisioterapia.

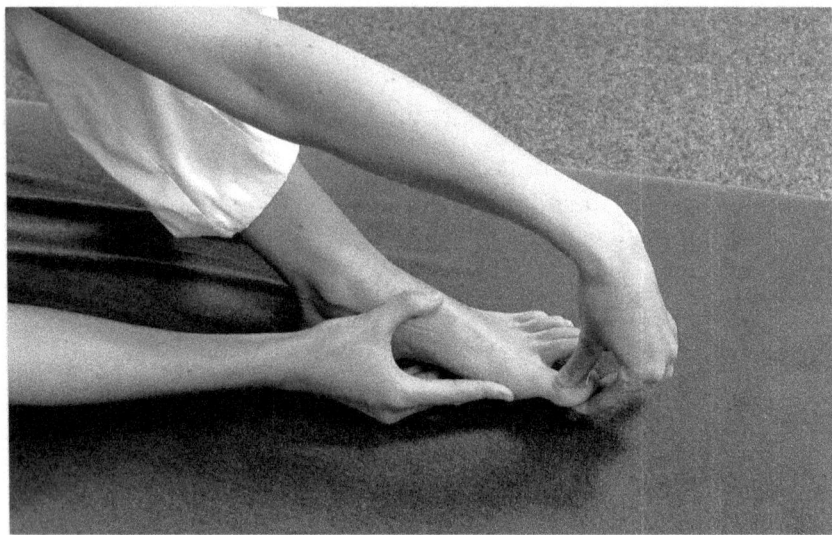

In alternativa si può eseguire questo esercizio anche da seduti. L'importante è sentirsi a proprio agio durante l'esecuzione dell'esercizio.

Test

Cercate un punto doloroso con un dito nella regione dell'articolazione dell'alluce. Afferrate con tre o quattro dita dell'altra mano il vostro alluce e provate le seguenti otto possibilità:

- Piegate l'alluce con l'aiuto delle dita verso l'alto/verso il basso.
- Muovete l'alluce con l'aiuto delle dita verso sinistra/verso destra.
- Ruotate delicatamente l'alluce all'interno e verso l'esterno.
- Tirate l'alluce delicatamente in avanti/premetelo leggermente nell'articolazione.

Avete trovato la direzione di movimento più gradevole? Allora dovete solo scoprire se si combina meglio con l'inspirazione o l'espirazione.

Esercizio

Esercitate la combinazione di respiro-movimento per uno o due minuti.

Retest

Testate tutte e otto le direzioni prestando attenzione ai cambiamenti. Anche il punto di dolore dovrebbe essere diventato molto meno sensibile.

Variante:
"Impilate" le direzioni più gradevoli dei primi sei movimenti base e tenete l'alluce in questa posizione. Da questa posizione testate la tirata in avanti e la pressione nell'articolazione e combinate la migliore direzione alla più gradevole fase respiratoria. Esercitate questa combinazione di respiro-movimento per uno o due minuti.

Spalle

Esercizi base nei dolori alle spalle

Se questo esercizio non porta alcun beneficio, dovreste provare il prossimo esercizio per l'articolazione della spalla.

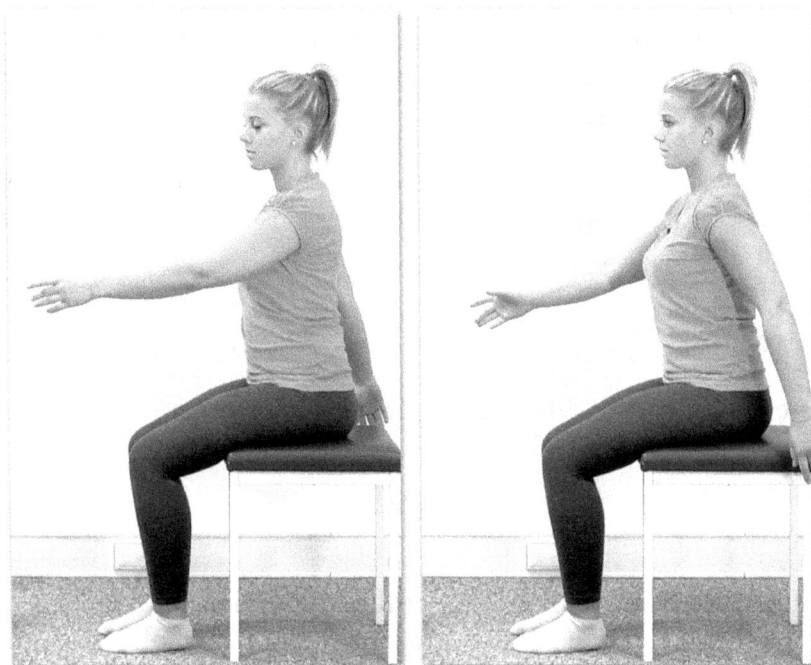

Movimento delle braccia come durante una camminata.

Test

Sollevate lentamente il braccio sinistro col pollice in avanti. Allo stesso tempo muovete il braccio destro all'indietro. Ora al contrario: sollevate il braccio destro e quello sinistro all'indietro.

Avete trovato una direzione migliore? Allora dovete solamente scoprire qual è la miglior fase da combinare, inspirazione o espirazione.

Esercizio

Esercitate la combinazione respiro-movimento per uno o due minuti.

Retest

Testate entrambe le direzioni ancora una volta e prestate attenzione ai cambiamenti.

Consiglio: in caso di dolori acuti il raggio di movimento può essere limitato. Vi prego di prestare sempre attenzione a svolgere l'esercizio mantenendo un certo benessere!

Il piano di movimento per questo esercizio è il "Piano del sì". Potete anche esercitarvi con gli altri due piani. Nel "Piano del no", dovrete ruotare il braccio all'interno/all'esterno. Nel "Piano del forse", dovrete allontanare lateralmente il braccio dal corpo/premerlo lateralmente contro il corpo.

Disturbi nella regione articolare della spalla

In caso di dolori particolarmente gravi dovreste svolgere l'esercizio da sdraiati.

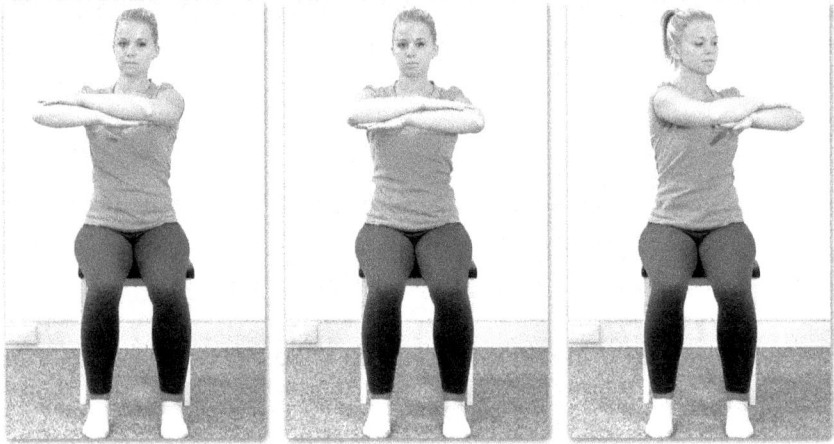

Lo "shock cosacco".

Test

Sedetevi su una sedia o su uno sgabello. Poggiate l'avambraccio l'uno sopra l'altro, lasciando il braccio destro in alto. La gabbia toracica, la parte superiore del braccio e l'avambraccio dovrebbero formare un rettangolo. Successivamente muovete gli avambracci verso sinistra tenendoli uniti. Prestate attenzione affinché il movimento sia gradevole e poi tornate verso il mezzo. Ora poggiate l'avambraccio sinistro sul destro ed eseguite il movimento verso destra. Avete trovato la direzione più gradevole? Allora dovete solo scoprire se si adatta meglio la fase di inspirazione o di espirazione.

Esercizio

Esercitate la combinazione respiro-movimento per uno o due minuti.

Retest

Testate nuovamente entrambe le direzioni e prestate attenzione ai cambiamenti.

Dolori nel sollevare il braccio in avanti

La forza muscolare, con la quale si lavorerà qui, dovrebbe essere così limitata da rendere il tutto gradevole.

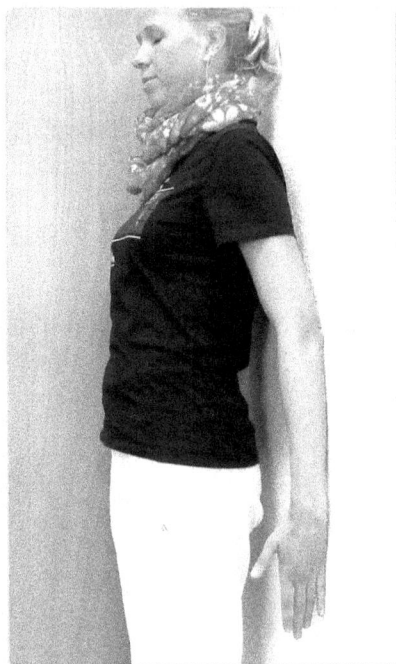

Si esercita nella direzione di benessere: tenere il bordo della mano contro il muro con una leggera pressione e molta attenzione.

Test

Poggiate la schiena al muro. Il braccio penzola rilassato sul lato, il pollice indica in avanti. Testate quanto in avanti siete in grado di muovere il braccio senza dolore. Poi provate come vi sentite a premere leggermente il braccio contro al muro.

Se fosse gradevole, provate se riuscite ad aumentare leggermente la pressione durante l'inspirazione o l'espirazione.

Esercizio

Esercitate la combinazione di respiro-movimento per uno o due minuti.

Retest

Testate entrambe le direzioni ancora una volta e prestate attenzione ai cambiamenti.

Variante:
Potete eseguire l'esercizio anche da sdraiati, poiché premete il braccio contro una superficie.

Consiglio: ricordate di premere solo leggermente. Se durante l'esercizio non doveste ottenere l'effetto desiderato, ciò potrebbe dipendere dal fatto che avete premuto con troppa forza. Si tratta di un errore piuttosto comune.

Gomito

Esercizio base per problemi al gomito

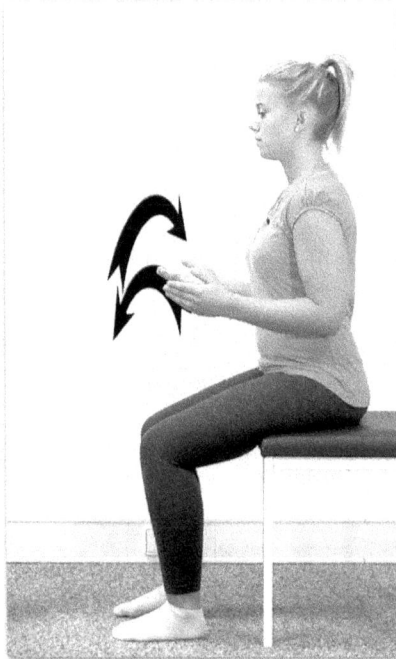

Nel caso di dolori forti, gli avambracci possono essere poggiati su di un tavolo.

Test

Sedetevi su una sedia o su uno sgabello. La parte superiore del braccio è attaccata al corpo, gli avambracci puntano in avanti e i pollici in alto. Provate se è più gradevole con i palmi delle mani protesi verso l'alto/il basso. Avete trovato la direzione più gradevole? Allora dovete solo scoprire se è meglio combinare la fase di inspirazione o di espirazione.

Esercizio

Esercitate la combinazione respiro-movimento per uno o due minuti.

Retest

Testate nuovamente entrambe le direzioni e prestate attenzione ai cambiamenti.

"Gomito del tennista"

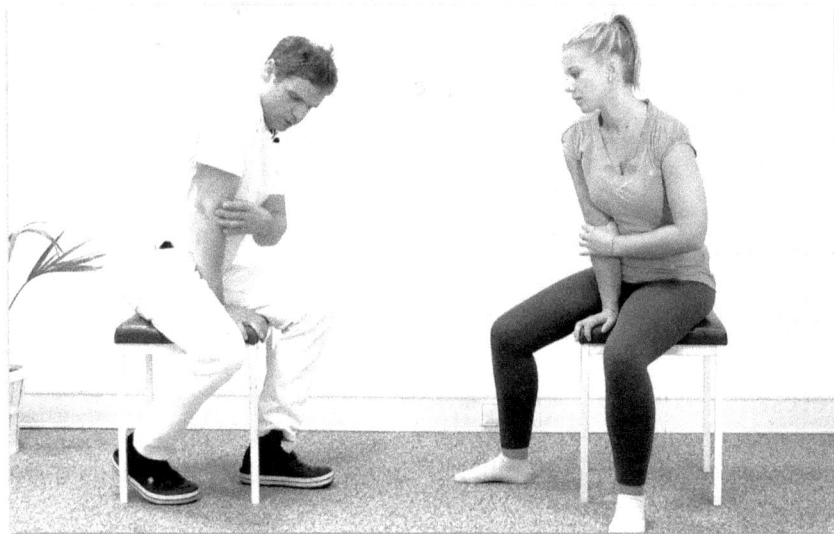

Agite in maniera giocosa: è determinante che il dolore svanisca sensibilmente.

Test

Esercitate sul punto di dolore una pressione con una o due dita. Appoggiate la vostra mano sullo sgabello e mettete il braccio in una posizione tale che non vi faccia male (il più delle volte ciò si ottiene attraverso la distensione dell'articolazione del gomito). Apportate come ulteriore componente ("Activating Force") una compressione, durante la quale spostate una parte del peso del corpo sul palmo della mano. Testate se per voi è più gradevole aumentare la pressione durante l'inspirazione e allentarla durante l'espirazione o il contrario.

Esercizio

Esercitatevi per almeno due minuti nella combinazione respiro e pressione più gradevole. Durante l'esercizio non dovete generare alcun tipo di dolore durante la pressione. Vi prego di eseguirlo molto delicatamente!

Retest

Testate di nuovo il punto di dolore: dovrebbe essere migliorato almeno del 70%.

Articolazione della mano

Esercizio base per problemi all'articolazione della mano

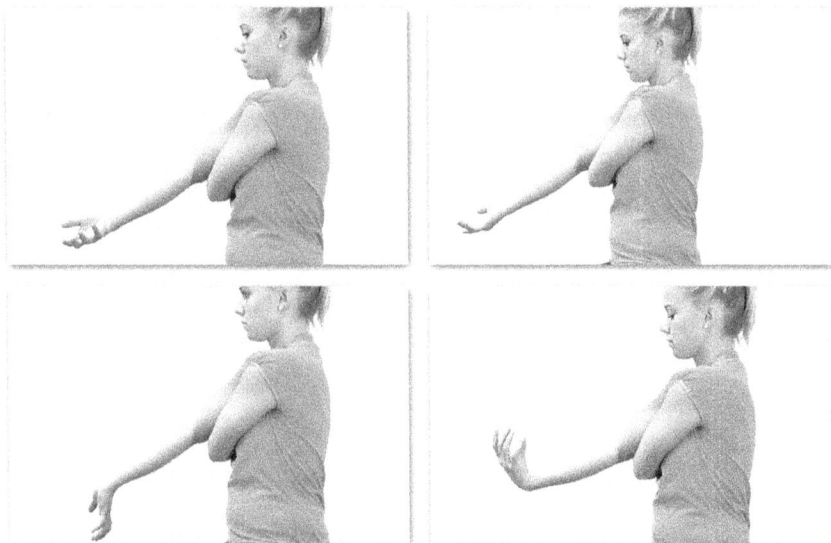

*Sopra: rotazione dall'articolazione della mano verso sinistra/destra.
Sotto: piegare la mano verso il basso/tirare verso l'alto.*

Test

Sedetevi su una sedia o su uno sgabello. Con la mano non colpita da dolori, afferrate la scapola sotto l'ascella e lasciate penzolare il braccio della parte colpita. Il palmo della mano indica verso l'alto. Provate le seguenti possibilità di movimento:

- Tirate la mano verso l'alto/basso.
- Muovete la mano, al di fuori dell'articolazione verso sinistra/destra.

Avete trovato una direzione più gradevole? Allora dovete solo scoprire se è meglio combinarla con l'inspirazione o l'espirazione.

Esercizio

Esercitate questa combinazione respiro-movimento per uno o due minuti.

Retest

Provate nuovamente tutte e quattro le direzioni e prestate attenzione ai cambiamenti.

Sindrome da tunnel carpale

A molti dei miei pazienti è stata risparmiata un'operazione grazie a questo esercizio. In un caso i dolori sono cessati definitivamente dopo una sola esecuzione dell'esercizio.

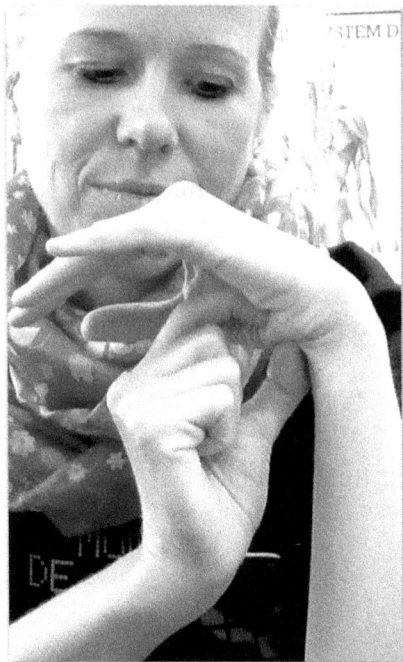

Prendetevi il tempo necessario per afferrare l'articolazione tra le dita.

Test

Sedetevi comodamente ad un tavolo e puntellate i gomiti. Premete attraverso una presa a pinza con il pollice e l'indice della mano non colpita da dolore, la regione tenare tra il pollice e il mignolo. Poi lasciate penzolare dolcemente la mano colpita puntando il palmo della mano verso il basso. Fissate l'articolazione tra le vostre dita e spostatela nelle seguenti direzioni:

- Direzione dell'articolazione della mano/dita
- Direzione del tenare del pollice/tenare del mignolo
- Rotazione in senso orario/antiorario

Avete trovato la direzione più gradevole? Allora dovete solo scoprire se è meglio combinarla con l'inspirazione o l'espirazione.

Esercizio
Esercitate la combinazione respiro-movimento per uno o due minuti.

Retest

Testate tutte e sei le direzioni ancora una volta e prestate attenzione ai cambiamenti.

Alternativa d'esercizio per la "sindrome da tunnel carpale"

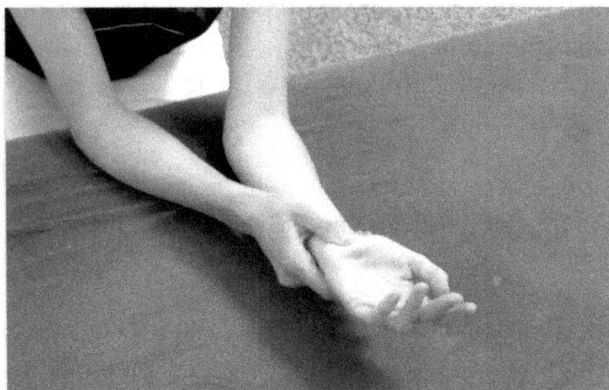

Per molti pazienti questa variante è più gradevole.

Test

Poggiate l'avambraccio interessato su un tavolo e afferrate l'articolazione della mano in modo che il pollice stia nella regione tra il tenare del pollice e dell'indice.

Muovete l'articolazione con il pollice esattamente come sopra nelle direzioni:

- Avambraccio/dita
- Tenare del pollice/tenare del mignolo
- Rotazione in senso orario/antiorario

Quale delle sei direzioni è più gradevole? Combinatela con la respirazione. E' meglio combinarla con l'inspirazione o l'espirazione?

Esercizio

Esercitate questa combinazione respiro-movimento per uno o due minuti.

Retest

Testate nuovamente tutte e sei le direzioni ancora una volta e prestate attenzione ai cambiamenti.

Dita

Esercizi base per le dita

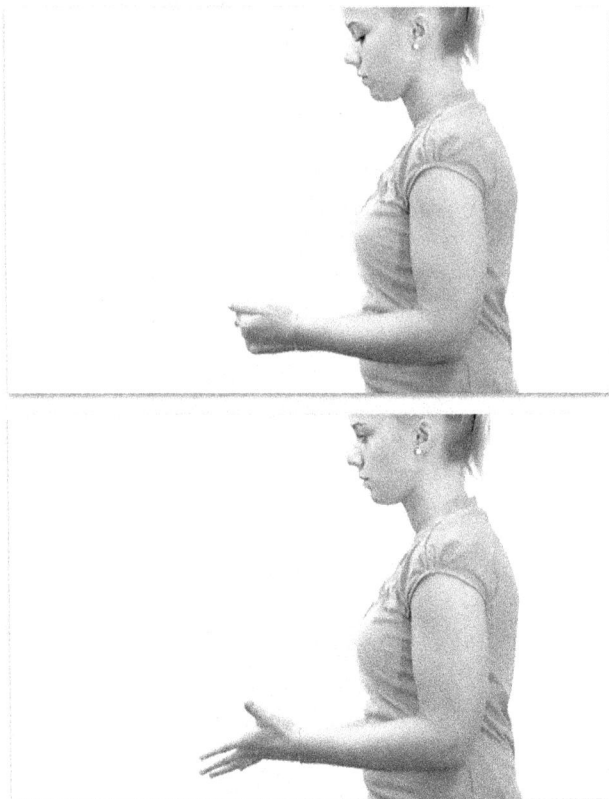

L'aprire e il chiudere sono mostrati a scopo esemplificativo: in realtà durante l'esercizio il movimento è molto più piccolo o neppure percettibile.

Test

Stringete a pugno entrambe le mani e distendetele. Come vi sentite (per quanto riguarda "dita a salsicciotto", sordità, tensione, dolore, freddo, etc.)?

Esercizio

Sedetevi in modo rilassato su una sedia o uno sgabello. Mettete le mani con il palmo verso l'alto sulla parte superiore della coscia. Immaginate che le vostre mani siano organi respiratori, come se fossero branchie. Grazie all'immaginazione diventeranno più grandi. Ora, aprite con dolcezza le mani durante l'inspirazione, in modo che il movimento sia quasi impercettibile dall'esterno. Durante l'espirazione e grazie all'immaginazione diventeranno nuovamente più piccole mentre tornate nella posizione di partenza. Prendete coscienza di come sentite le vostre mani. Eseguite l'esercizio per almeno cinque minuti.

Retest

Come si sentono ora le mani? E' cambiato qualcosa?

Più a lungo e più spesso eseguirete questo esercizio, tanto prima si raggiungerà il risultato sperato. Io stesso lo pratico con regolarità da quasi vent'anni e già dopo poco tempo ho riscontrato notevoli miglioramenti.

Per il corpo, lo spirito e l'anima

Esercizio per il bilanciamento

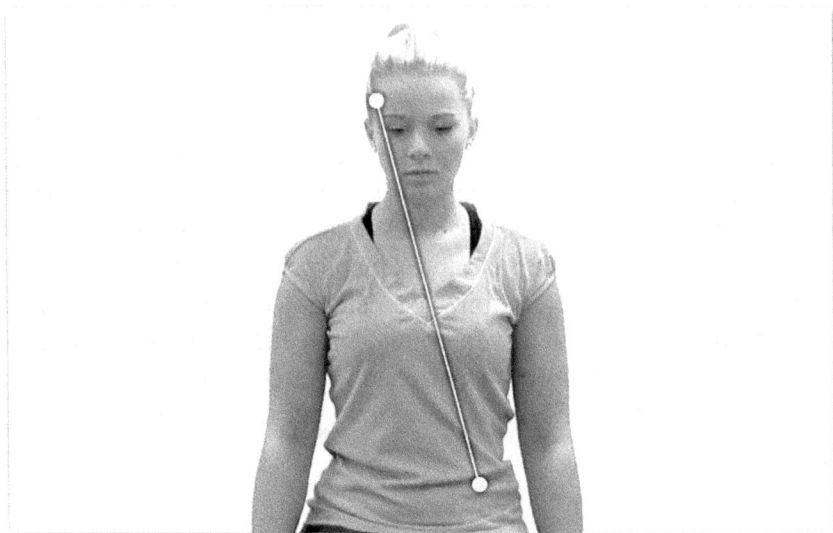

Collegate mentalmente questi due punti.

130

Test

Testate il vostro equilibrio: aprite le gambe all'altezza delle spalle e i piedi in parallelo. Piegate un poco le ginocchia, in modo da poter prendere facilmente il coccige (il rettificare della vertebra lombare). La colonna vertebrale è sollevata delicatamente, la testa diventa leggera e tende verso l'alto. Con questa postura sentirete una pressione più forte sotto i piedi. Spostate il peso del vostro corpo sul piede destro e osservate fino a dove riuscite a spostarlo senza difficoltà. Poi muovetevi nuovamente verso il mezzo, fermatevi brevemente e provate poi anche il lato sinistro. Stabilite se sentite entrambe le parti nello stesso modo o se percepite delle differenze. Se sì, dovreste provare il seguente esercizio a tutti i costi.

Esercizio

Mantenete le spalle alla stessa distanza come nell'esercizio precedente. Gli occhi sono delicatamente chiusi o aperti a fessura. Indirizzate la vostra attenzione verso la testa. Percepirete immediatamente un punto che attirerà la vostra attenzione. Può essere un dente, un punto sulla scatola cranica o un orecchio. Ora focalizzatevi delicatamente su questo punto e provate a sentirlo e a localizzarlo con esattezza. Dove si trova esattamente? Mentre percepite il punto dividete la vostra attenzione e provate anche a sentire rumori di fondo (ad esempio il ticchettio di un orologio). Poi spostate la percezione sul vostro corpo. Prenderete immediatamente coscienza di un secondo punto. Percepite allo stesso tempo entrambi i punti e collegateli mentalmente con la vostra linea, che potreste figurarvi come un raggio di luce. Concentratevi su questa linea e osservate per alcuni minuti cosa succede. Se divagate nei pensieri, spostate nuovamente la percezione con cautela verso la linea.

Dopo un po' di tempo la linea sembrerà spostarsi in direzione del centro del corpo, ma anche se ciò non avviene l'esercizio sarà comunque utile. Ultimate l'esercizio distendendo le ginocchia, aprendo gli occhi e scuotendo un po' il corpo.

Retest

Ripetete il test iniziale e prestate attenzione ai cambiamenti. Come vi sentite globalmente? L'esercizio oltre a migliorare l'equilibrio interno ha anche una grande influenza sul sistema nervoso vegetativo, che è responsabile, tra le altre cose, della guarigione.

L'idea di questo esercizio deriva da un ambito speciale dell'osteopatia, nel quale si lavora con la cosiddetta "tecnica del fulcro". Il fulcro è un punto d'appoggio e una rotazione del corpo, che l'osteopata percepisce attraverso le sue mani. Riguarda la linea che avete percepito nel vostro corpo. Attraverso la tecnica del fulcro verrà rafforzata la funzione della linea mediana ("Midline") del corpo.

Esercizio per l'alchimia interna

"Ogni parte del sistema solare e dell'universo è rappresentata nell'uomo."

A. T. Still

L'alchimia interna dell'antica medicina classica si occupa dell'educazione e della coltivazione dello spirito e della psiche. L'esercizio più conosciuto è il cosiddetto "piccolo sistema cardiocircolatorio celeste", nel quale un piccolo movimento viene eseguito a stretto contatto con la respirazione. La sua efficacia è resa possibile grazie al seguente esercizio. All'inizio del libro vi ho pregato di notare quanto, attraverso la respirazione, si possa avvertire una leggera distensione della spina dorsale. Ora verificherete che anche il contrario può essere vero!

Mettetevi in posizione fetale, possibilmente comodi, su un lato. Percepite dopo alcuni respiri il flusso dell'aria attraverso il vostro naso. Poi, provate a sentirlo anche dietro il naso, fino alla rinofaringe. Ora, provate a immaginare l'aria, fluttuare anche nella regione poco superiore al palato e quindi tra e dietro gli occhi. Questa è la regione dalla quale si è sviluppato il sistema nervoso centrale (cervello e midollo spinale). Ponete ora il dito medio o l'indice sulla punta del coccige. Da lì, spostate il vostro dito di circa 2-3 cm verso l'alto, fino a sentire una piccola cavità. Questa rappresenta la parte finale inferiore del sistema nervoso. Focalizzate entrambi i punti e collegateli mentalmente alla spina dorsale. E' utile immaginare il collegamento come una luminosa "C". Durante l'inspirazione la "C" dovrebbe piegarsi con forza, mentre durante l'espirazione dovrebbe nuovamente distendersi. Questo può essere un movimento impercettibile, difficile a vedersi dall'esterno. L'importante è che la vostra forza immaginativa resti all'interno del corpo. Dato che l'esercizio ha un notevole effetto sul sistema nervoso vegetativo, dopo alcuni minuti vi sentirete molto tranquilli e rilassati.

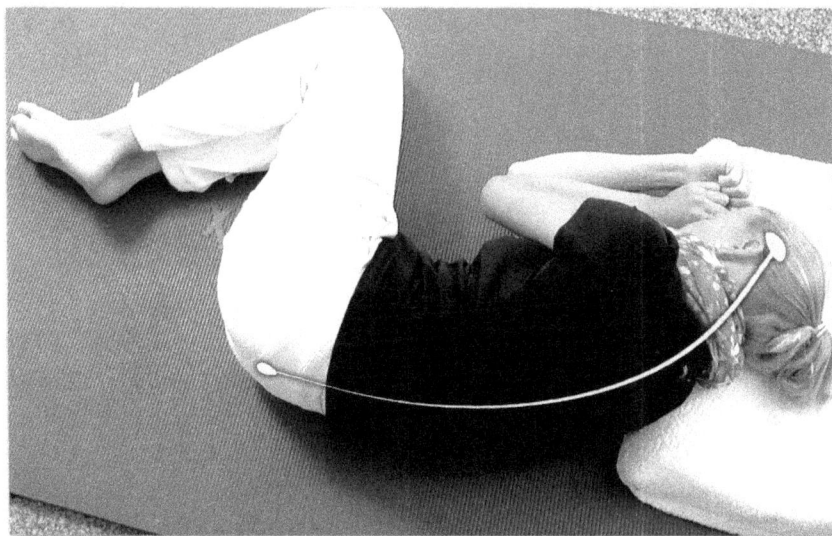

I punti chiave d'origine del sistema nervoso centrale vengono colle-gati mentalmente l'uno con l'altro.

Domande?

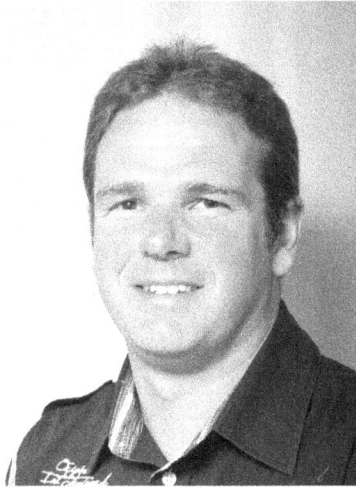

**Se avete delle domande riguardanti gli esercizi,
volete condividere con me alcune esperienze
e volete approfondire l'auto-manipolazione osteopatica
ad uno dei miei seminari
visitate la mia pagina Facebook:**

www.facebook.com/DieOsteopathischeSelbstbehandlung

www.facebook.com/osteopathicselftreatment

Il vostro Thomas Seebeck

LOTUS PRESS

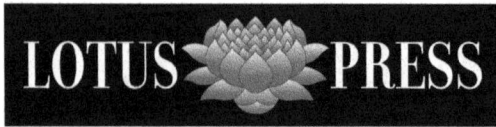

www.lotus-press.com

www.ingramcontent.com/pod-product-compliance
Lightning Source LLC
Chambersburg PA
CBHW070252290326
41930CB00041B/2457